NOUVEAU RECUEIL

DE

PIERRES SIGILLAIRES

D'OCULISTES ROMAINS,

POUR LA PLUPART INÉDITES,

Extrait d'une monographie inédite de ces monuments épigraphiques,

PAR

J. SICHEL,

Docteur en médecine, chirurgie et philosophie; licencié ès-lettres;
Président honoraire perpétuel du Congrès international d'ophthalmologie;
Président honoraire de la Société médicale allemande de Paris;
ancien Président des Sociétés entomologique de France et médico-pratique de Paris;
Membre de plusieurs Académies et Sociétés savantes;
Officier de la Légion d'honneur; Commandeur de plusieurs ordres.

PARIS,
VICTOR MASSON ET FILS,
Place de l'École de Médecine, 17.
1866

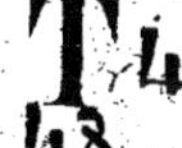

Bruxelles. — Impr. et lith. de E. Guyot, rue de Pachéco, 12.

NOUVEAU RECUEIL

DE

PIERRES SIGILLAIRES

D'OCULISTES ROMAINS,

POUR LA PLUPART INÉDITES,

Extrait d'une monographie inédite de ces monuments épigraphiques,

PAR

J. SICHEL,

Docteur en médecine, chirurgie et philosophie; licencié ès-lettres;
Président honoraire perpétuel du Congrès international d'ophthalmologie;
Président honoraire de la Société médicale allemande de Paris;
ancien Président des Sociétés entomologique de France et médico-pratique de Paris;
Membre de plusieurs Académies et Sociétés savantes;
Officier de la Légion d'honneur; Commandeur de plusieurs ordres.

PARIS,

VICTOR MASSON ET FILS,

Place de l'École de Médecine, 17.

1866

ERRATA principaux, qu'on prie de corriger avant la lecture.

P. 3, l. 3. *Pour* p. 48, *lisez :* 1866, tome LVI, p. 48.

P. 3, l. 1 d'en bas. *Pour* cent, *lisez :* cent quatre.

P. 8, l. 6. Pour *Fonveuille,* lisez : *Fontvieille.*

P. 9, l. 12 d'en bas. Pour POLLESOLEF lisez : POLLESOLLE.

P. 15, dernière ligne du quatrième alinéa. *Pour* semblable, lisez : et semblable.

P. 16, l. 14. Supprimez les guillemets.

P. 17, l. 20. *Pour* deux, *lisez :* trois. — L. 25. *Pour* à collyre, *lisez :* à un collyre.

P. 19, l. 11. *Pour* le plus ordinairement, *lisez :* dans certains cas.

P. 21, l. 7 d'en bas. *Pour* 26 *lisez :* III, 26.

P. 24, n° 2, l. 1. *Pour* VERRII, *lisez :* VERRII.

— —, l. 18. *Après* présent cachet, *ajoutez :* n° 69.

P. 24, dernière ligne du troisième alinéa d'en bas. Après *Judée,* ajoutez : *et éclaircissant la vue.*

P. 27, l. 3. *Pour* PIENTI *lisez :* PIENTIS, et l. 4, pour *Pientus,* lisez : *Piens.* Comparez p. 69, alinéa 6.

P. 29, l. 3. *Pour* Pientus, *lisez :* Piens.

P. 31, l. 5. *Pour* inscription, *lisez :* inscription surtout,

P. 32, n° 88, l. 1. *Pour* d'Aurange, *lisez :* d'Orange.

— — l. 5 d'en bas. Voyez la rectification, p. 69, alinéa 6.

NOUVEAU RECUEIL

DE

PIERRES SIGILLAIRES D'OCULISTES ROMAINS

POUR LA PLUPART INÉDITES,

EXTRAIT D'UNE MONOGRAPHIE INÉDITE DE CES MONUMENTS ÉPIGRAPHIQUES;

PAR LE DOCTEUR SICHEL.

(Extrait des *Annales d'oculistique.*)

Le cachet d'un oculiste romain que notre confrère, le docteur A. Pâris (d'Angoulême), a rapporté dans la livraison dernière des *Annales d'Oculistique*, p. 48, m'a rappelé que, depuis plus de 20 ans, après avoir publié en 1845 un petit travail sous le nom de : *Cinq cachets inédits d'oculistes romains*, j'ai réuni les matériaux d'une monographie complète de ces curieux monuments épigraphiques. Il ne sera peut-être pas sans intérêt pour les lecteurs des *Annales* de recevoir les prémices de ce mémoire inédit, sous forme d'un spécimen ou d'un extrait contenant la description de quelques pierres sigillaires d'oculistes romains, les unes inédites, les autres déjà publiées, mais ne l'ayant pas été en détail, ou pouvant donner lieu, soit à des remarques, soit à des rectifications. Si ce genre de recherches est du goût des lecteurs, je donnerai volontiers plus d'étendue à mon travail.

Le nombre des cachets d'oculistes romains, tant inédits que déjà publiés, que j'ai réunis jusqu'ici, se monte à cent, nombre bien supérieur à celui qu'indiquent les autres personnes qui se sont occupées de ce sujet. Je les ai numérotés dans leur ordre chronologique ; mais comme de temps à autre une de ces pierres, venue à ma connaissance longtemps après le moment de sa publication, a dû être intercalée, j'ai été forcé de doubler quelquefois un chiffre en y ajoutant une lettre, ce qui expliquera pourquoi, par exemple, je cite ci-dessous une pierre n° 78, *a*. Ici, sans m'astreindre à aucun ordre régulier, je publierai successivement celles de ces pierres dont il me sera plus facile d'achever la description.

Commençons par le cachet dont il a été question dans le dernier numéro des *Annales*.

N° 91. *Lapis Sancto-Privatensis.* — Pierre de Saint-Privat-d'Allier (Haute-Loire).

Cette pierre n'est ni nouvelle ni inédite, contrairement à ce que semble croire le docteur A. Paris, à qui on a probablement communiqué une copie du travail de M. Herbert, sans lui en indiquer la source ni l'auteur; car l'article de notre confrère n'est qu'une copie littérale de celui que M. P.-P. Herbert, professeur de rhétorique, alors au Lycée de Napoléon-Vendée, actuellement à celui de Bastia (Corse), a inséré, avec la discrète signature de « un membre de l'Académie impériale des sciences, arts et belles-lettres de Caen, » dans le *Publicateur de la Vendée* du 11 décembre 1864. De là, le docteur C.-F.-H. Barjavel, de Carpentras, l'a reproduit intégralement dans le *Conciliateur de Vaucluse* du 31 décembre 1864, mais en ajoutant le nom de M. Herbert, « à qui nous devons une très acceptable interprétation de l'arc antique d'Orange, » et en ne signant lui-même que par ses initiales « B...l, d. m. » Les feuilles de ces deux journaux m'ont été communiquées, au commencement de cette année, par un connaisseur éminent de l'antiquité, M. Egger, de l'Institut, professeur à la Faculté des lettres de Paris. Consulté par moi sur quelques points de son article, M. Herbert m'a répondu, le 15 avril, en confirmant tous les détails de sa publication et en me cédant son fac-simile des inscriptions de la pierre faites sur une empreinte en cire, libéralité dont je m'empresse de le remercier cordialement.

C'est d'après ces documents que je vais essayer de reconstituer les inscriptions de ce cachet, qui est un de ceux qui fourmillent le plus de fautes commises par le graveur, et par conséquent un des plus difficiles à expliquer.

Le cachet et les autres objets trouvés dans le tombeau romain sont maintenant la propriété de la Société d'agriculture du Puy-en-Velay (Haute-Loire), de laquelle j'espère obtenir une nouvelle empreinte, qui peut-être me permettra de rectifier quelques-unes des inscriptions.

Celles-ci, dans le fac-simile original de M. Herbert, sont toutes telles qu'elles ont été reproduites dans le dernier numéro des *Annales;* les traductions et les explications qui y sont données, de même que les détails qui y sont joints, sont presque mot pour mot celles de M. Herbert. Pour mettre cette assertion au-dessus du doute, je reproduis ici au complet l'article de M. Herbert, d'après le *Publicateur de la Vendée* du 11 décembre 1864 :

« Saint-Privat-d'Allier (Haute-Loire), août 1864.

» *A M. Julien Travers, ancien professeur de faculté, secrétaire de l'Académie impériale de Caen, bibliothécaire de la ville.*

» Je vous écris des montagnes de la Haute-Loire, d'une agreste bourgade, sur une table de cabaret, avec une plume d'auberge, en courant, à l'instant du départ, et de retour à peine d'une excursion dans des gorges boisées, où je m'étais égaré, abandonné par mon guide que j'avais eu le tort de payer trop tôt : ne soyez donc pas étonné si mon style se sent des lieux que je parcours.

» A deux kilomètres (sud) de Saint-Privat-d'Allier, un profond vallon, creusé par l'Allier, se courbe en gigantesque amphithéâtre, dont l'attique se perdrait dans les nues. Là, au nord, à mi-côte, s'élève un rocher, qui, dominant le cours de la rivière, s'isole, en hauteur, des cercles concentriques de la coupe immense. De cette aire d'aigle, le regard se promène sur le vaste cratère couvert de bruissants sapins, pendant qu'au fond le torrent retentit; et l'observateur, au-dessus de sa tête, de toute part, n'aperçoit que la crête des monts.

» Ce roc solitaire, en un site majestueux, au milieu d'une nature vierge, sur la rive d'un fleuve, était fait pour porter un tombeau antique : aussi un chirurgien, nommé *Sextus*, au IIIe siècle de l'ère chrétienne, le choisit-il pour sa sépulture ; et, dans une urne de terre cuite, on y déposa, avec ses cendres, sa trousse et son petit pécule.

» Les anciens, comme nous aujourd'hui, étaient curieux de belles médailles à fleur de coin ; or, le défunt en avait réuni une trentaine, cuivre et argent, de Domitien à Philippe, que la terre a rendues, les unes dans tout leur éclat, les autres couvertes de cette patine verte, qui leur donne un nouveau prix. J'ai beaucoup admiré un Géta, un Pescennius Niger, etc., etc. Y a-t-il là des pièces inédites? La chose n'est pas impossible ; en tout cas, il y a de fort beaux exemplaires de monnaies connues, dignes d'un musée royal.

» La trousse du chirurgien contenait son cachet, dont je parlerai tout à l'heure ; elle se compose d'un ou deux *forceps*, de trois ou quatre *ligula*, de grandeur inégale, d'une sonde (*specillum*), etc., etc. Ces divers instruments sont ornés d'incrustations d'argent, d'or, et je les crois de nature à nous donner une haute idée de la coutellerie gauloise à cette époque reculée. Ils m'ont paru être en parfaite conservation, et nulle main profane ne les a fourbis.

» Vous savez, Monsieur, qu'on a précédemment trouvé

au dernier siècle, dans les masures de Pompéï, une autre trousse de chirurgien, gardée maintenant au musée *Borbone*, de Naples ; mais une seconde, une troisième trousses ne peuvent qu'être les bien venues ; elles jetteront un nouveau jour sur des matières intéressantes et peu connues.

» Le cachet, qui nous tient ici lieu d'épitaphe et ne laisse aucun doute sur la destination des ustensiles, est une serpentine plate, carrée, longue et large d'un pouce environ, épaisse de quatre à six lignes, sur chacune des tranches de laquelle se trouve une inscription.

» Voici ces quatre inscriptions :

« 1. SEXPOLLESOLEMCHELADCA.

» que je lis :

» *Sextus pollet solemnes chelidonias ad caliginem.*

» (Sextus sait préparer, selon la formule, la chélidoine utile aux vues affaiblies.)

» 2. SEXPOLLESOLLEFAFONADLIP.

» que je lis :

» *Sextus pollet solemnem efafon* (1) *ad lippos.*

» (Sextus sait soigner les yeux chassieux.)

» 3. SEXPOLLETSOLLEMDIASLE.

» que je lis :

» *Sextus pollet solemnes lemniscos ad ligaturas.*

» (Sextus sait faire, selon la formule, les bandages à lier les plaies.)

» 4. SEXPOLLESOLEMNIAEMADASP.

» que je lis :

» *Sextus pollet solemnia emplastra ad aspidas.*

» (Sextus sait faire, selon la formule, les onguents pour la morsure des serpents.)

» Or notons, en passant, que les vipères abondent sur les bords de l'Allier, vers sa source.

(1) « *Efafon* est pour *epaphen*, mot grec, ἐπαφὴν, attouchement ; *contrectare vulnus*, Ovide, panser une blessure. » Note manuscrite de M. Herbert.

» Telle est la *trouvaille;* et voici ce que je sais du *trouveur*.

» Une très honorable famille de cultivateurs de Saint-Privat-d'Allier se partageait dernièrement, à l'amiable, un petit patrimoine; Pascal (Pierré), cadet de plusieurs frères, eut dans son lot le rocher du vallon de *Fonveuille*, et un bosquet au pied de ce rocher. Laborieux et intelligent, il remarqua, en visitant ce nouveau domaine, que le bois s'élevait sur un cône de terre végétale qu'il résolut de niveler. Or, les arbres abattus, le sol à peine effleuré, il trouva le petit trésor, monnaies, trousse et cachet. L'été et ses travaux ont, ensuite, interrompu les fouilles, qui seront reprises, s'il plaît à Dieu, l'hiver prochain; et nul doute qu'alors la pioche ne mette à découvert les pierres du monument, tombées du rocher les premières. Car c'est bien du rocher et de la plateforme qu'ont glissé les terres accumulées en cône.

» En effet, le roc, à son sommet, offre un terre-plein d'une quarantaine de pas en tous sens; là, l'édifice funèbre, sans nul doute, avait été construit sur le devant; et, derrière, on voit encore les contours, tracés par des restes de murs en pierres sèches, de l'enceinte du *bustum*. Le tombeau, certes, n'avait jamais été violé; mais le temps, les pluies et les orages l'auront renversé et précipité dans l'abîme ; sur ses débris, le sable, charrié par l'eau, s'est entassé; et un taillis, successivement coupé, mais non arraché jusqu'ici, nous a conservé ces reliques à travers les âges.

» Espérons donc que Pierre Pascal, qui a noblement résisté à la tentation d'une somme d'argent assez ronde, complétera la découverte et rendra à la lumière les marbres du tombeau ainsi que l'épitaphe. Et qui sait, au reste, ce qui doit encore se découvrir là! Alors, la collection entière de tout le *contenu*, réunie au *contenant, l'urne pleine* et le *sépulcre retrouvé*, acquerront une bien plus grande valeur; et l'investigateur, patient et désintéressé, après avoir travaillé pour la science et pour l'honneur, sera largement dédommagé et pourra se vanter d'avoir fait, de sa part, l'une des moindres de l'héritage, un des meilleurs lots.

» Voilà, Monsieur, des nouvelles archéologiques qui, bien certainement, ne seront pas sans intérêt pour vous ; or, afin de vous les donner fraîches et sûres, j'ai fait, à pied, plus de vingt lieues, à travers le Velais, et cela de grand cœur.

» Croyez, etc.

» *Un membre de l'Académie Impériale des sciences, arts et belles-lettres de Caen.* »

Une trousse semblable d'un oculiste, avec ses collyres, a été trouvée à Reims ; nous en parlerons ci-dessous (n° 75).

Voici maintenant comment je lis et j'explique les inscriptions du cachet de *Sextus*.

Remarquons d'abord que M. Herbert, en appelant le chirurgien, propriétaire des objets trouvés dans son tombeau, *Sextus*, d'après son prénom (*prænomen*), en a distrait les mots POLLESOLEM, POLLESOLLEF, POLLETSOLLEM, POLLESOLEMN, qui en sont évidemment le complément et constituent le nom de famille (*nomen*, *nomen gentis*, *nomen gentile*) et le surnom (*cognomen* ou *agnomen*). Comme la plupart de ces oculistes, celui-ci était probablement un affranchi (*libertus*), et avait reçu, de la famille à laquelle il appartenait, un surnom (*cognomen*), d'ordinaire puisé dans quelque qualité de l'individu, quelque circonstance particulière, ou même une simple fantaisie ou un caprice de ses maîtres. La répétition régulière de ces trois mots sur les quatre faces de la pierre de Saint-Privat, et la circonstance que, dans les pierres sigillaires les plus complètes, on trouve les trois noms de l'oculiste réunis, suffisent pour donner de la certitude à cette assertion. C'est ainsi qu'on lit dans les pierres n°s 1 et 2 : MARCI VLPI HERACLETIS; dans le n° 3 : C. CAP. SABINIANI; dans le n° 4 : Q. JVLI MVRANI; dans le n° 5 : M. JVLI CHARITONIS, et dans le n° 6 : P. AEL. THEOPHILETIS. Dans toutes ces inscriptions, le premier nom est le prénom, le second le nom de famille, le troisième le surnom. Il fallait donc, avant tout, trouver une famille romaine dont le nom commençât par les syllabes POLLE. Or, c'était facile à l'aide de Gruter, dont le *Corpus Inscriptionum* nous fait connaître quatre monuments marqués du nom de la famille des POLLENNIUS ou POLLENIUS :

251. POLLENIUS.

737,1. M. D. POLLENNIO SABINO
APONIA ET M. POLLENNIUS
PRISCUS PATRI, etc.

816,3. D. M. M. POLLENIO SABINO
APONIA ET M. POLLENIUS PRISCUS.

Notre oculiste s'appelait donc *Sextus Pollennius Solemnis*, ou *S. Pollenius Solemnis*.

Voici comment je lis les quatre inscriptions :

1. SEX*ti* POLLE*nnii* SOLEM*nis* CHEL*idonium* AD CA*ligines*, ou AD CA*liginem*. — *Collyre de Chélidoine, de Sextus Pollennius Solemnis, contre les troubles* (ou *la faiblesse*) *de la vue.*

La Chélidoine (*Chelidonium majus* L.) avait dans l'antiquité une grande renommée contre les troubles et les faiblesses de la vue, même de nature amaurotique ou amblyopique (*caligo*, trouble ou obscurcissement de la vue). La vogue de ce remède était même consacrée par une fable rapportée par plusieurs auteurs anciens, entre autres par Eutecnius, contemporain d'Antonin (*Ixeutic.* l. I, c. 18, p. 24) : l'hirondelle, quand les yeux de ses petits ont été crevés, les guérit en y appliquant le suc de l'herbe appelée chélidoine (χελιδόνια βοτάνη).

Le collyre de chélidoine contre les obscurcissements de la vue est plusieurs fois mentionné dans les cachets d'oculistes. Ainsi, la pierre n° 11 de Tôchon d'Annecy porte : L. SACCI MENANDR. CHELIDONIM AD CA. La concordance si exacte de cette inscription avec celle de la pierre de Saint-Privat prouve d'une manière irréfragable que celle-ci est un véritable cachet d'oculiste. L'obscurité des autres inscriptions tient uniquement à l'ignorance du graveur qui, probablement gaulois et peu familiarisé avec les lettres et la langue romaines, a commis les fautes les plus grossières, en général fréquentes sur ce genre de monuments. On vient de voir *Chelido*NIM pour *Chelido*NIUM dans le cachet n° 11 ; mais il y a de nombreuses inscriptions illisibles ou tellement corrompues que, même par les conjectures les plus hardies, on n'arrive pas à rétablir d'une manière tolérable la leçon primitive. C'est ce qui a lieu pour les trois dernières inscriptions du cachet de Sextus.

2. SEX*ti* POLLE*nnii* SOLLE*mnis* FAFON AD LIP*pitudinem*.— *Collyre* FAFON *de S. P. S. contre l'ophthalmie.*

Les mots *ad lippitudinem*, *contre l'ophthalmie* et surtout l'ophthalmie chronique, se trouvent sur beaucoup de pierres sigillaires. Dans aucune inscription, ces mots ne sont précédés d'un nom de collyre semblable à FAFON et capable de nous aider à corriger ce mot barbare, que le graveur a mis en place de lettres qu'il ne savait pas déchiffrer. Plusieurs fois, par exemple chez Tôchon d'Anneci (*Cachets antiques de médecins oculistes*, Paris, 1816, in-4°), n°s 15, 24 et 28, on lit après le nom d'un collyre : AD OMNEM LIPPITUDINEM. La pierre de Maestricht (Tôchon, n° 19) porte :

C. LUCCI ALEXANDRI LENE
AD OMNEM LIPPITUDINE

Peut-être, en se basant sur cette dernière inscription, peut-on lire ainsi la légende de la seconde tranche du cachet de Sextus :

SEX*ti* POLLE*nnii* SOL*ennis* LE*ne* AD O*mn*E*m* LIPP*itudinem*.

Toute conjecture est licite dans des inscriptions aussi gravement défigurées, pourvu qu'on prenne pour base des mots déjà inscrits sur d'autres monuments épigraphiques de la même nature. Néanmoins une nouvelle empreinte et l'inspection de la pierre pourraient conduire à une meilleure correction du mot FAFON.

3. SEX*ti* POLLE(T)*nnii* SOLLEM*nis* DIA(S)LE*pidos*. — *Collyre dialepidos* ou *dialepidium*, c'est-à-dire *de squamme de cuivre, de S. P. S.*

La pierre 41, actuellement 49 (Sichel, *Cinq cachets inédits d'oculistes romains*, Paris, 1845, p. 9, 10), porte dans sa troisième inscription : HELIODORI DIALEPIDOS AD CICA*trices*. Voici ce que j'ai dit à cette occasion : « Le collyre *dialepidos* (διὰ λεπίδος) avait pour ingrédient principal la squamme (λεπίς), c'est-à-dire la scorie ou l'oxyde de cuivre (*æs ustum*). Marcellus Empiricus (c. 8, p. 72) et d'autres médecins en donnent la formule. »

Cette explication donnée par moi contient une erreur que M. Daremberg (*Journal de l'instruction publique*, 1846, n° 95, p. 814) a relevée avec raison. « La scorie est le résidu d'un métal brûlé (Pline, *Hist. nat.*, XXXIII, 21, 4), tandis que les squammes sont les paillettes assez grossières que détache le marteau en frappant sur un métal (Pline, XXXIV, 24, 1). Il paraît même qu'on falsifiait la fleur (ἄνθος) de cuivre avec les squammes du même métal. »

La squamme est donc constituée par les paillettes ou battitures de cuivre, formées en partie par de l'oxyde, en partie par du cuivre métallique qui peut s'oxyder par son contact avec les autres ingrédients du collyre.

4. SEX*ti* POLLE*nnii* SOLEMN*is* *d*IA(E)M*isyos* AD ASP*ritudines*. — *Collyre diamisyos de S. Pollennius Solemnis, contre les aspérités, inégalités ou granulations des paupières.*

Ma restitution de DIAM*isyos* pour IAEM acquiert un haut degré de probabilité par la présence, sur plusieurs cachets d'oculistes, des mots *diamisyos ad aspritudines*. Il suffira pour le moment de citer la seconde inscription de la pierre n° 49, publiée par moi (*Cinq cachets*, n° 41, p. 9), et mon commentaire :

« L. VAR. HELIODORI. DIAMISYOS. AD. ASPR*itudines*.

» Les granulations des paupières, que sir William Adams prétendait avoir découvertes le premier, et qu'avec lui beaucoup de médecins croient être la propriété exclusive de l'ophthalmie puriforme, blennorrhagique ou égyptienne, se rencontrent on ne peut plus fréquemment à la suite de toutes les conjonctivites palpébrales et surtout des ophthalmies catarrhales chroniques ; ce qui ne veut pas dire qu'elles ne soient pas plus nombreuses et plus volumineuses dans l'ophthalmie puriforme. Ces élévations de la surface interne des paupières sont si peu d'une origine récente, qu'on les rencontre dans l'antiquité la plus reculée. On en parle dans le livre hippocratique de la vision (περὶ ὄψιος), publié, traduit et commenté par moi, dans le dernier volume de l'édition de M. Littré ; on en recommande même la scarification ou le raclement dans un curieux passage de ce traité, qui a donné lieu aux commentaires de Woolhouse, Hampe, Triller, Platner, aux miens, et surtout à ceux, infiniment meilleurs, je le crois aujourd'hui, de mon savant ami et ancien élève, le professeur Anagnostaki, d'Athènes. Galien (*De comp. medic. sec. loc.*, IV, 2, ed. Kühn, p. 709 et *passim*) en fait mention sous les noms de τραχώματα et τραχύτητες, *trachômes*, expression que l'ophthalmologie allemande moderne a remise en usage pour désigner les *granulations palpébrales*, par la raison qu'en Allemagne on appelle *granulations* ce qu'en France nous nommons les *bourgeons charnus* des plaies. Les mots de *xerophthalmia*, *sycosis* et *hypersarcomata*, chez Galien et d'autres médecins grecs, sont synonymes de τραχώματα et de τραχύτητες ; ils semblent désigner les granulations à leurs différents degrés de développement. Les auteurs latins (Celse, Scribonius Largus, Marcellus Empiricus) et les cachets des oculistes les citent sous le nom de *aspritudo*, quelquefois même de *scabrities*, *scabritiæ*, mots qui correspondent exactement aux dénominations grecques dont se sert le médecin de Pergame. Les oculistes de l'antiquité opposaient à cette affection de nombreux topiques. Ils en avaient même de caustiques qu'ils appelaient ῥίνιον, ῥινάριον, ῥίνημα (la lime), et ξυστήρ (le grattoir). La pierre ponce (κίσσηρις), qu'ils faisaient entrer dans des collyres secs, leur servait également à user ces inégalités de la face interne des paupières. Toutefois ils les attaquaient aussi par des opérations chirurgicales, pour lesquelles ils avaient inventé des instruments particuliers.

Le *diamisyos* (διὰ μίσυος), *diamisy*, *diamisos* ou *diamisus*, était un collyre préparé avec le *misy*, substance métallique, dont nous ne connaissons pas exactement la nature. Dioscoride (l. 5, c. 116, al. 117) en donne la description, en ajoutant que, pour les préparations ophthalmiques, celui de Chypre mérite de beaucoup la préférence sur celui d'Égypte. Marcellus Empiricus (c. 8, p. 72) loue le collyre *diamisyos* « *quod facit ad aspritudines oculorum tollendas.* » (Voy. aussi ci-dessous, n° 66, 1, p. 25, 26.)

Les explications et les traductions des inscriptions du cachet de Sextus, données par M. Herbert, portent toutes l'empreinte d'une profonde érudition et d'une grande sagacité, mais elles pèchent par la base, en ce que le savant professeur ne connaissait pas les cachets d'oculistes publiés antérieurement. Or, il ne me semble pas douteux que, dans l'explication de ce genre de monuments épigraphiques, il importe de formuler ainsi le principe supérieur et la règle fondamentale : n'admettre que les noms de collyres et les formules déjà inscrits soit sur d'autres pierres sigillaires, soit dans les écrits des auteurs médicaux grecs et latins ; ou, du moins, ne donner droit de cité à des noms de collyres nouveaux que lorsque la composition de ces noms est conforme à celle des expressions analogues usitées par les auteurs anciens compétents. Ce n'est pas ici le lieu de m'étendre davantage sur ce point, ni sur les principes généraux de critique qui m'ont guidé dans les restitutions et l'explication des inscriptions des cachets d'oculistes romains, principes que j'exposerai tout au long dans ma monographie.

N° 64. *Lapis Condatensis.* — Pierre de Cond-sur-Ton (Eure).

Cette pierre est la propriété de M. Bonin, conservateur du Musée d'Évreux. Voici la description qu'il m'en a envoyée en 1846, en même temps que des notes descriptives et un croquis des empreintes :

« Ce n'est que la moitié d'une pierre sigillaire. Sur la tranche intérieure on voit encore le trait de la scie qui l'a fendue ; l'inscription latérale a été effacée par le frottement; celles des bouts ne peuvent, par conséquent, présenter aucun sens complet. Cette pierre trouvée, il y a quelques années, à Condate, aujourd'hui Cond-sur-Ton (Eure), est, comme les autres, d'une couleur vert foncé semblable à de l'ardoise. »

Mesurée sur les empreintes, elle a 53 millimètres de long, 22 millimètres de large et un centimètre d'épaisseur. On voit, d'après ce qui précède, qu'elle ne porte que deux inscriptions sur ses deux tranches les plus courtes. Sciée longitudinalement au milieu, parallèlement à ses deux côtés les plus longs, elle ne présente plus actuellement que la moitié de chacune de ces inscriptions parfaitement identiques. L'oculiste avait fait graver le titre du même remède sur chaque bout de la pierre, afin de pouvoir s'en servir d'une manière expéditive, sans se donner la peine de la regarder. Il avait probablement fait disparaître les autres inscriptions, soit qu'elles désignassent des collyres débités par son prédécesseur et qu'il ne possédait plus, soit que la préparation mentionnée fût épuisée ou passée de vogue. D'autres cachets d'oculistes, dans lesquels une ou plusieurs des inscriptions sont évidemment effacées à dessein, viennent à l'appui de ces conjectures.

La moitié d'inscription reproduite deux fois est la suivante :

......ELLINI

......ILLVM

Je la lis ainsi : *Mar*CELLINI

*Peni*CILLUM.

Il ne faut pas beaucoup de perspicacité pour reconnaître dans le second mot celui de *Penicillum*, plumasseau ou pinceau de charpie. « Le *penicillum* était un plumasseau ou pinceau de charpie, dont on se servait pour laver les yeux, les essuyer et y introduire des liquides adoucissants ou même des collyres. » Celse (L. VI, c. 6, s. 8) dit que, dans les ophthalmies intenses, du blanc d'œuf ou du lait de femme, instillé dans les yeux avec un plumasseau préparé à cet effet (*in oculos penicillo ad ipsum facto infusum*), adoucit l'inflammation. Un peu plus loin, il conseille de se bassiner (*fovere*) la tête et les yeux avec de l'eau chaude, puis de les essuyer avec un plumasseau (*tum utrumque penicillo detergere*). Les oculistes vendaient des pinceaux semblables, préparés spécialement pour l'application des collyres, ou même pour l'instillation des liquides avec lesquels, après leur emploi, on recommandait de laver les yeux. Le cachet n° 15 de Tôchon d'Anneci porte : PHRONIMI PENICIL*lum* AD OMNEM LIPPIT*udinem* (pinceau de charpie de Phronimus, utile dans toute ophthalmie), et le n° 28 du même : IUNI TAURI PENICILLEM AD OMNEM LIPPITUD*inem*, où il faut lire : *penicillum*. Le n° 41 seul porte en toutes lettres : T. LOLLI FRONIMI LENE PENICILLUM. » (Sichel, *Cinq cachets inédits d'oculistes romains*, 1845, p. 13.)

Il est plus difficile de compléter la première inscription, ...ELLINI. Elle indique le nom de l'oculiste et se prête à l'arbitraire. Toutefois on peut, avec la plus grande probabilité, admettre qu'il faut lire : MARCELLINI, comme on lit sur deux autres pierres sigillaires trouvées dans des régions voisines de la Gaule romaine, à Amiens et à Reims. Voici les inscriptions de la pierre n° 58, trouvée à Amiens (Dufour, *Cachet d'oculiste romain*, Amiens, 1847, p. 5) :

MARCELLINI DIALEPIDOS AD....

MARCELLINI CYCN*arium*.

MARCELLINI DIASMYRNES POST *impetum*.

MA*rcellini*....

La pierre n° 77, trouvée en 1854 à Reims par M. Duquenelle et peut-être inédite jusqu'ici, porte sur deux de ses tranches les mots :

IARCELL

IVM ·AD CI*catrices*.

CELLINI

M AD CI*catrices*.

L'identité du nom, la distance peu considérable entre les endroits où ont été découverts les trois cachets, tout enfin, jusqu'à la quatrième inscription, non terminée, de celui d'Amiens, se réunit pour permettre de conjecturer que le possesseur de ces deux pierres était le même. Au moment de faire graver la quatrième tranche de la pierre d'Amiens, il avait peut-être trouvé plus utile et plus commode de consacrer une pierre à part au débit de son pinceau préparé, et de faire disparaître les autres inscriptions consacrées à collyre qui ne lui servait plus.

65. *Lapis Parisiensis sextus.*— Sixième pierre de Paris.

La pierre sigillaire suivante, en serpentine verte, appartient à la collection de M. Dupré, rue Joubert, à Paris, qui me l'a communiquée en 1846. Quant à ses dimensions, elle est une des plus petites qui existent : longueur 23 1/2 millimètres, largeur 20 millim., épaisseur environ 6 millim. (Elle n'est pas également épaisse sur toutes ses tranches.) On ignore où elle a été trouvée.

Sur l'une de ses faces existent quelques lettres irrégulièrement et superficiellement tracées ; sur l'autre, des lignes fines formant des carrés inscrits les uns dans les autres et entourés d'une espèce de bordure.

Elle porte les inscriptions suivantes :

1. T. IVL. ATTALI DIAELYDRIV.	2. T. I. A. CROC. DAL.
3. T. IVL. ATAL. DIACYL.	4. PYX. T. I. A.

1. T*iti* IVL*ii* ATTALI DIAELYDRIV*m*. — *Collyre*, c'est-à-dire, *pommade oculaire, Diaelydrium de Titus Julius Attalus.*

Il n'existe point de collyre *diaelydrium*, ni rien de semblable, dans les anciens auteurs qui se sont occupés des maladies oculaires. Il y a ici ou une erreur du graveur, soit pour *dihydras*, *dihydrium*, *diydrium* (Paul. Ægin. VII, 16), ou, ce qui me paraît plus probable et presque certain, pour *dialepidium*, c'est-à-dire *dialepidos*. (Voyez ci-dessus, n° 91, 3, p. 12.)

L'oculiste possédait probablement deux espèces de collyres *dialepidos*, c'est-à-dire de squamme de cuivre, l'un simple, l'autre safrané et qui était réputé plus exquis. DIAELYDRIU*m* pour DIALEPIDIU*m*, de la part d'un graveur ignorant, ne doit pas plus étonner que DIACYL*um* pour DIACHYL*um* et ATALI pour ATTALI sur la même pierre, et que des fautes beaucoup plus graves sur d'autres.

2. T*iti* J*ulii* A*ttali* CROC*odes* DIALE*pidium*, ou DIA*lepidos*. — *Collyre* de T. J. A., *préparé avec du safran* (κρόκος, *crocus*) *et de la squamme de cuivre* (λεπίς).

Le safran, dont les anciens aimaient beaucoup l'odeur, était surtout ajouté à la composition pour lui communiquer son parfum et sa couleur. Pour crocodes (κροκῶδες) on trouve aussi *Diacrocon*, *Diacrocum* (διάκροκον).

Le DI de *dialepidium* est formé par un I deux fois aussi grand que les autres lettres et accolé au D.

3. T*iti* IVL*ii* ATALI DIAC*h*YL*on* ou DIAC*h*YL*um*. — *Pommade oculaire de T. I. A., préparée avec des sucs de plantes.*

DIACYL*um* pour *diachylum*, *diachylon*, διὰ χυλῶν (Aëtius II,

3, c. 100). Il y a encore ici deux fautes du graveur, qui a oublié l'*h* de *diachylon* et le second *t* d'*Attalus*. Il nous reste aujourd'hui l'emplâtre *diachylon* ou *diachylum*, dans la composition primitive duquel entraient également des sucs de plantes.

4. Pyx*inon* ou Pyx*inum* T*iti* J*ulii* A*ttali*. — *Collyre* de T. J. A., *qui doit être conservé dans une boîte de buis* (πύξος, *buxus*).

Cette pommade contenait différents sels, qui auraient pu se décomposer dans une des boîtes métalliques dont on se servait le plus ordinairement pour la conservation des topiques oculaires. Celse nous a transmis la composition d'un *Pyxinum d'Euelpides* (VI, VI; 25), et recommande plusieurs fois le *pyxinum* sans autre désignation spéciale (VI, VI, 28 et 30). Des vases de verre remplaçaient aussi quelquefois les boîtes métalliques, lorsqu'elles pouvaient altérer les ingrédients des collyres.

L'inscription 4 est infiniment plus mal gravée que les autres, qui, d'ailleurs, diffèrent beaucoup entr'elles par la forme, la grandeur et l'élégance des caractères. De pareilles remarques, qu'on a fréquemment occasion de faire, jointes à d'autres analogues et aussi nombreuses, portent à croire que les oculistes romains, comme nos charlatans d'aujourd'hui, remplaçaient un moyen par un autre, lorsque la vogue du premier était épuisée, et, par conséquent, ne pouvaient pas toujours avoir recours au même artiste pour faire graver les inscriptions des différentes tranches de leurs cachets. D'ailleurs, suivant fréquemment les légions romaines dans leurs stations et changeant souvent de séjour, ils avaient un second motif de recourir successivement à plusieurs graveurs.

Ce cachet a cela d'intéressant qu'il nous fait connaître deux collyres et un nom d'oculiste, *Attalus*, qui n'ont encore figuré sur aucune autre pierre sigillaire.

Disons encore, en passant, que Celse (VI, VI, 5) cite

un *collyrium Attalium* contre l'ophthalmie, surtout lorsqu'il y a une sécrétion abondante de mucus.

78, *a*. *Lapis Tarvennensis*. — Pierre de Thérouanne. — Cette pierre a été décrite dans le *Bulletin historique de la Société des Antiquaires de la Morinie*, 1852, p. 11, par son propriétaire, M. Albert Legrand, de St-Omer, qui a eu la bonté de me communiquer des empreintes des inscriptions. Voici ce qu'on lit à l'endroit cité : « Ce cachet, découvert à Thérouanne (1), est en stéatite verdâtre ; sa forme présente un quadrilatère, long de 45 millimètres sur 40 de large ; — son épaisseur est de 7 millimètres ; — deux de ses tranches portent seulement une inscription, les troisième et quatrième offrent les traces de lettres effacées par la lime ; un côté de la tablette, dans une partie de la couche supérieure, a été atteint par un coup de bêche, et plusieurs lettres de la première inscription sont endommagées. »

D'après les empreintes, je lis ainsi les deux inscriptions :

1. COR. DIALEPIDOS ADV.
2. . . . ODES AD CICA.

1. La première inscription, tracée en caractères grands et très bien faits, se termine par une abréviation dont la dernière lettre est indistincte, l'extrême bord de la tranche étant cassé. Cette abréviation semble se composer d'un V accolé à un A, à la partie postérieure duquel un D peut avoir été joint. La fracture de la marge ne permet pas de se prononcer d'une manière plus positive, mais l'ensemble du sigle, d'après ce qu'on voit sur d'autres cachets, peut se lire AD V. L'A de *dia* n'est pas barré.

COR peut être l'abréviation du nom de l'oculiste, COR*nelius*, ou une erreur du graveur, soit pour COLL*yrium*,

(1) Dans une lettre, M. Legrand m'apprend que Thérouanne (Pas-de-Calais, à 16 kilomètres de St-Omer) porte dans l'itinéraire d'Antonin le nom de *Tarvenna*, et que ce nom, conservé dans la table théodosienne, est reproduit dans les plus anciens écrits de nos hagiographes.

comme on lit dans le cachet n° 88, soit pour CRO*codes*, comme dans les cachets n°s 25 et 90.

Je lis donc : *Colly*RI*um* ou CRO*codes*, ou enfin COR*nelii*, DIALEPIDOS AD *veteres cicatrices* ; *Collyre*, ou *collyre safrané*, ou *collyre dialepidos*, *de Cornelius*, *contre les cicatrices anciennes de la cornée transparente*.

Ad veteres cicatrices se lit sur plusieurs pierres, par exemple sur le n° 84. Quant aux collyres *dialepidos* et *crocodes*, nous en avons parlé ci-dessus, n° 91,3, p. 12, et n° 65, 1, 2, p. 18.

Chez Tôchon d'Annecy, p. 70, pierre n° 25, on lit : IVNI TAVRI CRO*codes* DIALEP*idos* AD CICATRI*ces* ET SCABRITIES ; IVNI TAVRI CROCOD*es* PACCIAN*um* AD CICAT*rices*.

2. La seconde inscription n'existe plus que par sa partie inférieure, la moitié supérieure de la tranche ayant été cassée par un coup de bêche.

De toute l'inscription il ne reste plus que trois points, dont le premier est grossier et allongé en un petit trait, et qui indiquent la terminaison inférieure et la disposition des lettres E. V. V. ; puis la moitié ou les deux tiers inférieurs des lettres ODESADCICA. Les deux A, comme dans la première inscription, manquent de barre transversale. Le dernier C, déformé et élargi par une fissure qui part de la brisure du bord supérieur de la tranche, se continue avec le premier trait du dernier A. Je lis donc EVVODESADCICA*trices*, *collyre parfumé*, *pour la guérison des cicatrices de la cornée transparente*. J'ai expliqué ce collyre, parfumé au nard, à la page 9 de mon opuscule cité : « *Scribonius Largus* (COMPOS. 26), » ai-je dit, « le vante beaucoup contre diverses affections oculaires, entre autres les cicatrices peu anciennes (*ad cicatrices non veteres*). » On le trouve aussi mentionné dans les n°s 49, 74 et autres.

Remarquons encore qu'ici, comme sur deux autres pierres (49, 1 et 66, 4 ci-après, p. 27), *evvodes* est, par une faute du graveur ou de l'oculiste, écrit avec deux *v*.

M. A. Legrand, ne connaissant pas le *collyrium evodes*, a ainsi reproduit les inscriptions de ce cachet :

TRIPODE SADCRA.
COR. DIALEPIDOS IN V.

Mais il dit lui-même, dans une lettre qu'il m'a fait l'honneur de m'adresser, qu'aujourd'hui il le transcrirait autrement.

N° 69. *Lapis Remensis primus.* — Première pierre de Reims (1).

Cette pierre est un schiste ardoisier de 54 millimètres sur 52, large d'un centimètre sur ses tranches. Trouvée à Reims, au commencement de 1847, par un ouvrier, dans des fouilles faites pour des constructions, elle a été acquise par M. Lucas, membre de l'Académie des belles-lettres de Reims, qui m'en a fait communiquer un dessin et des empreintes par l'entremise de M. le Dr Philippe, alors chirurgien en chef de l'Hôtel-Dieu de la même ville. Deux de ses tranches portent les inscriptions suivantes :

1. LASVETIN·ISEVE
RI·STACTVM·ADC
2. IRRII IRMINI
VMOPOBALSA

1. *Lucii* ASVETINI SEVERI STACTUM AD *claritatem.* — *Collyre Stactum de Lucius Asuetinus Severus, pour éclaircir la vue.*

L'L de la première ligne manque entièrement sur mon empreinte, et l'R de la seconde ligne y est à peine visible. Ces lettres sont mieux indiquées dans la copie de M. le Dr Philippe, laquelle porte, pour seconde lettre après l'R, un P, tandis que l'empreinte montre clairement un I suivi, dans le milieu de sa hauteur, d'un point, comme il s'en

(1) J'ai déjà publié cette pierre dans l'*Union médicale* de 1851 (n° 104, 2 septembre), mais le grand intérêt qu'elle offre la rend digne d'une place dans ce recueil.

trouve un également après la partie moyenne de l'N d'*Asvetin* et de l'M de *Stactum*.

Les collyres des anciens étaient pour la plupart des onguents ou pommades, de consistance variable, qu'on appliquait en onction dans le voisinage de l'œil. On appelait *Stactum*, *σταχτόν*, et *ἔνσταχτον* (de *στάζω*, *ἐνστάζω*, instiller), les préparations qu'on instillait directement dans les yeux. Leur composition variait beaucoup. On y ajoutait fréquemment de l'opobalsame, c'est-à-dire du baume d'Arabie, ou de Judée, moyen réputé fort précieux, à cause de sa rareté et de son prix élevé, et dont Pline (*Hist. nat.* liv. XII, LIV, 25) traite avec beaucoup de détails.

Galien (*Comp. med. sec. loc.* IV, 8, p. 782 ed. Kühn) donne la formule d'un *Stactum de Paccius* (*ἔνσταχτον Πακκίου*), contenant deux parties d'opobalsame sur trente-huit.

Stactum ad claritatem se lit sur les cachets d'oculistes n°s 6 et 33, *stactum opobalsamatum ad claritatem* sur le n° 26, *stactum ad omnem claritatem* sur le n° 27. Dans le n° 1, STACTUM OPOB. AD CV est probablement une erreur du graveur pour AD CL*aritatem*. Le seul n° 48 a *stactum ad caligines opobalsamatum*, et le n° 5 STACTVM OPOBALSAMAT. AD CAL*iginem*, où le graveur a mis par erreur STAGIUM et AD CAP., à moins que cette inscription n'ait été mal copiée.

Dans le n° 36, la désinence grecque a été conservée, comme on le trouve quelquefois pour d'autres collyres : *Stacton ad caliginem, scabritiem et claritatem.* Cette circonstance fournit la clé de l'inscription n° 38, 2, qui, selon moi, n'a point encore été expliquée d'une manière satisfaisante. La voici :

TIB CLAVDI MESSORIS
ETONOROBADCALIGI

Bottin (*Mémoires d'archéologie,* p. 461) lit le mot ETON *emmoton*, sans s'occuper du mot suivant. Duchalais (*Cachets d'oculistes*, p. 64) lit *emmeton orobi*, et explique *emmoton* d'*orobe*. Or, l'*emmoton* ne s'introduisait que dans les ulcérations profondes, les trajets fistuleux, comme il n'en existe point aux yeux ; de plus, ni l'*emmoton*, ni l'*orobe* n'ont été employés, ni même mentionnés par aucun des anciens dans les affections oculaires. Les passages sur le *Stactum opobalsamatum* que nous venons de citer mettent hors de doute qu'il faut lire :

TIB*erii* CLAVDI*i* MESSORIS *sta*

CTON OPOB*alsamatum* AD CALIGI*nem*.

Collyre au baume de Judée, de Tibère Claude Messor, à instiller dans les yeux, contre la faiblesse de la vue ou amblyopie.

L'idée est si naturelle que je ne puis concevoir comment elle n'est point venue aux autres commentateurs. Il fallait seulement comparer entre elles les inscriptions que nous venons de citer, et remarquer qu'elles portent d'ordinaire le mot STACTUM à la fin de la première ligne, et souvent séparé de manière à rejeter les lettres VM, TVM ou CTVM au commencement de la ligne suivante. Il existe une séparation semblable dans la seconde inscription du présent cachet. OROB pour OPOB n'a rien d'extraordinaire, la confusion entre l'R et le P, facile en elle-même, n'étant pas rare dans les inscriptions de cachets d'oculistes. C'est ainsi qu'on lit dans le n° 2 de Tôchon d'Anneci :

TiPinon pour *LiRinon.*

2. VERRII IRMINI *stact*VMOPOBALSA*matum ad claritatem*.— *Collyre Stactum de Verrius Irminus, préparé avec de l'opobalsame* ou *baume de Judée.*

Dans le mot *Verrius*, la première lettre n'existe plus, et la deuxième est réduite à un simple trait vertical. L'I d'*Irmini* est très fruste, de même que toutes les lettres après VMOPO.

Il s'agit encore ici d'une inscription qu'on a commencé à effacer pour y substituer un autre nom, sans doute celui d'*Asuetinus;* car toutes les lettres sont minces, grêles, usées, tandis que celles de l'inscription 1 ont beaucoup de corps et sont inscrites, comme on le voit sur un grand nombre de cachets d'oculistes, entre deux lignes très profondes, tirées à la règle. Asuetinus continuait le débit du collyre d'Irminus; il y ajoutait seulement son nom, en ayant soin de faire disparaître celui de son prédécesseur. Il est probable que, sur cette inscription, il y avait aussi les mots *ad claritatem;* le large espace vide dans l'empreinte après OPOBALSA me le fait croire.

Pour *Verrius* il faut peut-être lire *Arrius*. Gruter nous offre les noms *Arrius Aper*, *Arrius Balbinus*, *Arrius Paulinus*, etc.

N°s 66, 67 et 68.

La copie de ces trois cachets, trouvés il y a quelques années à Bavay, département du Nord, dans les ruines de l'ancien *Bagacum Nerviorum*, m'a été envoyée en janvier 1847, sans les empreintes, par M. A. de Longpérier, qui ne connaissait ni la distribution des inscriptions, ni le nombre des pierres. Ce n'est qu'en janvier 1849 que j'ai reçu, par M. Martial Crapez, à Bavay, propriétaire actuel de ces pierres, des empreintes et les renseignements que je rapporte entre guillemets.

N° 66. *Lapis Bagacensis tertius.* — Troisième pierre de Bavay.

1. LIVLAMANDI....
DIAMIADVET...

3. L. I. AMANDI
PENICILEM EXO

4. S. PIENTI SVPERSI
EVVODAD GENSC.

« Semble un schiste ardoisier. Une feuille enlevée sur un plat. » Carré assez régulier de 4 centimètres; épaisseur, un centimètre.

1. *Lucii* JUL*ii* AMANDI DIAMI*sus* AD VET*eres cicatrices.* — *Collyre Diamisus*, c'est-à-dire *préparé avec le misy*, de *Lucius Julius Amandus*, *contre les cicatrices invétérées de la cornée transparente.*

Le *misy* (Dioscorid, l. V, c. 116, al. 117) est une substance métallique aujourd'hui difficile à déterminer.

D'après M. Hausmann (*Minéralogie*, Goettingue, 1813, p. 1061, citée par M. Marx, dans les *Goettingische gelehrte Anzeigen*, 1846, juillet, p. 1159), ce serait le sous-sulfate d'oxyde de fer hydraté. Il donne son nom au collyre *diamisyos* (*διὰ μίσυος*), *diamisy*, *diamisos* ou *diamisus*, comme je l'ai dit dans l'explication du n° 41, aujourd'hui 49 (*Cinq cachets*, p. 10). (Voyez aussi ce qui a été dit ci-dessus, n° 91, 4, page 14.) *Diamisus ad veteres cicatrices* se lit, avec des abréviations variées, dans les n°s 10, 21, 43, 56, et, selon ma conjecture, aussi dans le n° 22. On le retrouvera tout à l'heure dans le n° 67. Dans mon empreinte, il n'y a aucune trace du mot *vet*; mais la copie de M. de Longpérier, et surtout celle prise par M. Crapez sur la pierre même, permettent de restituer ce mot.

Un oculiste *C. Vitalis Amandio*, probablement gallo-romain, est nommé dans le n° 48. Ici le nom est *Amandus*, comme on le voit surtout clairement dans l'inscription 3.

2. Cette inscription est entièrement effacée, sauf quelques lettres, qui me font croire qu'elle portait le même nom d'oculiste que l'inscription 4. Il est probable qu'Amandus, ayant succédé à Supersus, a fait disparaître deux inscriptions du cachet de celui-ci, pour y substituer celles des collyres qu'il désirait débiter. L'inscription d'Amandus, fruste sur le n° 1, a plutôt l'air de n'être pas terminée que d'être effacée, tandis que celle n° 2 est manifestement détruite avec intention.

3. L. I. AMANDI PENICILEM EX *ovo*. *Pinceau de charpie de L. J. Amandus, qu'on appliquera imbibé de blanc d'œuf.*

L'L est fruste. Penici*lem* pour penici*llum*, par l'incurie et l'ignorance du graveur. La même faute à peu près se lit dans le n° 34, et une erreur bien plus forte dans le n° 50, 2 : PAULINILEN IPNICLM, pour PAULINI LEN*e* P*e*NICI*l*L*v*M. Dans notre inscription 3, le graveur devait peut-être écrire : PENICI*llum* LENE EX *ovo*; il aurait mis un *m* pour un *n*. C'est ainsi qu'on lit (20, 2) : M. J. SATYRI PENICIL*lum*

LENE EX OVO. Comparez aussi n° 71, 4, et, pour le sens du mot *penicillum*, le n° 64 ci-dessus, p. 16.

4. S. PIENTI SVPERSI EVVODes AD GENas SCissas. *Collyre parfumé de Sextus Pientus Supersus, contre les gerçures des paupières.*

L's qui commence la première ligne et l'E d'EVVODES, ainsi que le sc de la fin, sont frustes et incomplets. *Evvodes,* faute du graveur ou de l'oculiste, pour *evodes*, absolument comme ci-dessus, n° 78, *a*, 2, p. 21, et dans le n° 49 (*Cinq cachets*, p. 9), où nous avons expliqué ce collyre parfumé par des ingrédients odorants, et plus particulièrement par le nard (*Nardus Indica*, νάρδος Ἰνδική), qui est, d'après C. Sprengel, le *Patrinia Jatamansi* Don, ou le *Valeriana Jatamansi* Jones.

Pour sc, M. de Longpérier a un s mal formé et un F, M. Crapez un R; mais, malgré une légère cassure qui semble exister à cet angle de la pierre, la forme des lettres dans mon empreinte, jointe à la teneur du n° 26, où on lit *Diapsoricum* AD GENas SCISsas, élève la leçon sc*issas* au-dessus du doute.

Pline appelle aussi les paupières *genae*; on comprend que ce mot puisse surtout s'appliquer aux commissures, qui font la transition de ces voiles membraneux aux joues. Or, les gerçures ou fissures des paupières désignent les érosions des angles (περιβεβρωμένοι κανθοί, Galen. *Comp. med. sec. loc.*, l. IV, c. 7, *et passim*; *palpebræ exesæ*, Marcell. Empir. c. 8, p. 70), si fréquentes dans la conjonctivite palpébrale chronique, contre laquelle un grand nombre de collyres, et surtout le *diapsoricum*, étaient recommandés (Sichel, *Cinq cachets*, p. 12, et ci-après n° 68,3, p. 30).

Tout collyre pouvait d'ailleurs être parfumé (εὐῶδες); Galien (*Comp. sec. loc.*, l. IV, c. 8, ed. Kühn, t. XII, p. 774) indique la composition d'un *Diasmyrnon parfumé* (διὰ σμύρνου εὐῶδες) de Synéros. *L'evodes* peut donc ici être un synonyme de *diapsoricum*.

Deux oculistes sont nommés ici sur le même cachet. Il est très probable que l'un d'eux était le successeur ou l'associé de l'autre. On voit parfois l'une ou plusieurs des tranches d'une pierre sigillaire vierges d'inscriptions ou grattées; d'autres fois, l'un des côtés de la tablette est marqué d'un nom différent de celui des autres tranches. Ces circonstances s'expliquent facilement par la transmission de ces cachets, et des spécifiques eux-mêmes, d'un propriétaire à un autre, ou par son association avec un second individu.

N° 67. *Lapis Bagacensis quartus.* Quatrième pierre de Bavay.

1. CLFIDII S. . . .
   MISVS AD VE. . . .
2. LFIDIISIDORIDIAS
   . . . . RNESPOSTIMP

« Cette pierre est altérée par l'action du feu dans une partie de son étendue. La portion brûlée est vitrifiée. » Longueur 6 centim., largeur 3 centim., épaisseur 1 1/2 centim.

1. CL*audii* FIDI*i* I*sidori dia*MISVS AD VE*teres cicatrices*. — *Collyre Diamisus de Claudius Fidius Isidorus, contre les cicatrices anciennes* de la cornée transparente. Voy. le n° 66, 1, p. 25, pour les explications.

Il ne reste que la partie inférieure de l's d'*Isidorus* et du VE de VE*teres*.

2. *c*L*audi* FIDI*i* ISIDORI DIAS*my*RNES POST IMPE*tum*. — *Collyre de myrrhe de L. Fidius Isidorus, à employer après* que la plus grande *violence de l'ophthalmie* est déjà passée.

Les deux dernières lettres AS de la première ligne, ainsi que dans la seconde ligne les lettres R, ES et P, toutes frustes qu'elles sont dans mon empreinte, sont néanmoins parfaitement lisibles. La copie de M. de Longpérier représente toute l'inscription comme presque effacée, à l'exception des mots IDORIDIAS et POSTIM, et fait entrevoir dans la seconde ligne PIENTIS POSTIMP; mais, à part la forme plus nettement accusée des lettres que je leur ai rendue, cette pierre est telle que je la transcris et n'a rien de commun avec celle n° 66, qui seule porte, dans son inscription 4, le nom de Pientus.

Le collyre *diasmyrnes* (διὰ σμύρνης), *diasmyrnon* ou *diasmyrnum* (διάσμυρνον), et dans un seul cachet *diasmyrnen*, avait pour principal ingrédient la myrrhe (μύῤῥα, σμύρνη). (Sichel, *Cinq cachets*, p. 20). Dans le n° 43, il est écrit *diasmvrnes*. « *Ad impetum* ou *ad impetum lippitudinis*, pour combattre la première attaque ou la première violence de l'ophthalmie, et surtout avant qu'il ne soit survenu de sécrétion muqueuse. » (*Id.*, p. 14.) *Post impetum*, par conséquent, signifie un collyre utile après que la première violence de l'ophthalmie est passée, et qu'elle est déjà sur son déclin ou accompagnée de sécrétion muqueuse.

Les n°s 20, 34, 43, 44 ont tous, avec des abréviations différentes, DIASMYRNES POST IMPETUM LIPPITUDINIS ; le 16, DIASMYRN*um* POST IMPE*tum* LIP*pitudinis* EX OVO ; le 23, DIASMYRNES BIS *in im*PETU EX OVO ; le 60, *dia*SMYRNES POST *impetum* ; le 71, DIASMYRN*es* POST I*m*P*etum* L*ippitudinis*. Cette unanimité suffirait pour assurer notre leçon, l'inscription fût-elle même plus mutilée.

N° 68. *Lapis Bagacensis quintus.* — Cinquième pierre de Bavay.

« Cette pierre est riche de conservation. Elle ressemble à un schiste ardoisier par sa couleur gris bleuâtre. A l'un de ses angles, qui est cassé, on reconnaît les feuilles de ses couches. »

Longueur et largeur environ 32 millimètres, épaisseur 9 millimètres.

1. ROMANI D.....
2. ROMANICRO
   CODES AD ASP
3. ROMANI DIA
   PSORICVM
4. ....

1. ROMANI D. Le nom du collyre, tout à fait illisible ou gratté, était probablement un de ceux qui commencent par *dia*, tels que *dialepidos*, etc.

2. ROMANI CROCODES AD ASP*ritudines*. — *Collyre safrané de Romanus, contre les aspérités*, c'est-à-dire *les granulations de la conjonctive palpébrale* (Voyez Sichel, *Cinq cachets*, 41, 2, p. 9, et ci-dessus n° 65, p. 18, n° 91,4, p. 13).

Il n'existe que la moitié supérieure du second C de *crocodes*.

3. ROMANI. DIAPSORICUM. — *Diapsoricum de Romanus*.

Ce collyre contenait surtout des astringents métalliques, tels que les oxydes de zinc et de cuivre. Il est synonyme de *Psoricum*, collyre contre la *psorophthalmie* des anciens, c'est-à-dire la conjonctivite palpébrale avec démangeaison et érosion angulaire (Voir Sichel, *loc. cit.*, p. 12, et ci-dessus n° 66, 4, p. 27).

A la fin de chacune des deux dernières inscriptions, se trouve une figure semblable à une branche avec des feuilles, figure qu'on voit aussi sur quelques autres pierres sigillaires, et qu'on a jusqu'ici regardée comme représentant une plante qui produit l'un des ingrédients. Ici du moins, sinon dans tous les autres cas, cette figure ne peut être qu'un ornement de fantaisie, un caprice d'artiste, le diapsoricum ne contenant presque que des substances métalliques, et le crocus, qui y entrait, étant dépourvu de branches et de feuilles autres que les radicales.

Les lignes précédentes, ainsi qu'une grande partie de notre travail, étaient rédigées depuis deux ans, lorsque nous avons lu l'article de M. Jansen sur le cachet n° 63, dans la *Revue Archéologique de* 1849, *p*. 576. Nous y avons appris (p. 579), avec une grande satisfaction, que ce savant archéologue émet, sur cette figure semblable à une branche, la même opinion appuyée sur un argument important qui nous était inconnu, à savoir que la branche d'acanthe se trouve fréquemment, comme ornement arbitraire et de fantaisie, dans les monuments épigraphiques, sans aucun rapport essentiel avec le sens de leurs inscriptions. De plus, nous avons cru remarquer que cette figure, dans les pierres sigillaires d'oculistes, existe seulement quand, à la fin d'une inscription, il restait un espace vide que l'artiste désirait combler, comme c'est ici le cas.

70. *Lapis Vicensis.* — Pierre de Vichy.

C. CISP. SIACI

DIASM. C. CI[C]

Caii CISPII SIACI DIASM*yrnum contra* CIC*atrices.* — *Collyre de myrrhe de Cajus Cispius Siacus*, contre les cicatrices de la cornée.

Ces inscriptions m'ont été communiquées le 21 octobre 1847, par M. Beaulieu, membre de la Société nationale des Antiquaires de France. Plus tard, il m'a donné les renseignements nécessaires et la permission d'examiner la pierre et d'en prendre des empreintes.

Ce cachet a seulement trois millimètres d'épaisseur et trois centimètres en carré. Deux de ses tranches sont unies ; sur chacune des deux autres on lit une inscription. Il n'y en a point sur les plats.

C'est une serpentine trouvée à Vichy en 1845; elle n'a point encore été décrite dans l'ouvrage de M. Beaulieu, sur les antiquités de Vichy (éd. 2, Paris, 1846, in-8°). A cause de son peu d'épaisseur, elle ne porte qu'une seule ligne d'inscription sur chacune de ses tranches gravées, ce qui ne se voit que sur une ou deux pierres, également petites et minces, comme par exemple sur celle du n° 17, figurée par Tôchon, pl. 1, fig. 4. Le premier C et l'I de *Siaci* sont très frustes. L's de *Siaci* est mal formé.

Nous avons expliqué le *diasmyrnum, collyre de myrrhe*, à propos du n° 67,2, p. 29. Sur aucun autre cachet d'oculiste le nom de ce collyre n'est suivi des mots *ad cicatrices*.

D'ordinaire le nom du collyre se lie à celui de la maladie,

qu'il est destiné à combattre, au moyen de la préposition *ad* et non de celle *contra;* celle-ci ne se rencontre sur aucune pierre; peut-être le c n'est-il qu'une erreur du graveur pour *ad.*

Le mot CIC a été transcrit CII par M. Beaulieu. Sur la pierre on lit distinctement CIC; seulement le dernier C est mal formé, plus petit et plus élevé que les autres caractères. Dans les nos 35 et 56, ce mot se lit CIC. Ces petites lettres irrégulières sont un moyen employé par le graveur pour gagner de la place.

Le nom *Cispius* se lit deux fois dans le *Corpus inscriptionum* de Gruter :

967,6. C. CISPIUS C. L. NICEPHORUS CRISPUS.

537,3. C. CISPIUS C. F. SCAPT. SEVERUS.

88. *Lapis Arausiensis.* — Pierre d'Aurange.

Trouvée à Orange (Vaucluse) et conservée pendant quinze ans dans la collection de M. Girard, à Vienne (Isère), cette pierre, encore inédite, a été acquise par moi en mai 1861, de M. J. Charvet, numismatiste, à Paris.

C'est une petite serpentine carrée, de 30 millimètres de long, 28 millimètres de large et 7 à 8 millimètres d'épaisseur. Chaque tranche porte une inscription.

1. IVENALIS COL ..IALEPIDOS	2. IVENALISBISPVNC TVMADEPIFOR...
3. IVENALIS COLL DIAZMYRNES	4. IVENALIS COL CR OCODES ADASPRITVD

1. *Julii* VENALIS COL*lyrium d*IALEPIDOS. — *Collyre à la squamme de cuivre, de Julius Venalis.*

Pour l'explication de ce collyre, voyez ce que j'ai dit à l'occasion des nos 91, 3, pp. 12 et 65, 1, 2, p. 18.

Le nom de l'oculiste est *Julius Venalis.* J'avais d'abord lu *Juvenalis*, les deux premières lettres de chaque inscription n'étant pas séparées, mais le mot IVENALIS, si régulièrement répété quatre fois, indique trop clairement qu'il s'agit du nom *Julius* et du surnom *Venalis*, donné à un esclave de la famille Julienne, sans doute affranchi plus tard.

Les deux premiers mots des première et troisième inscriptions et les trois premiers mots de la quatrième sont séparés par de petites barres verticales, qui manquent dans la deuxième, dont les lettres sont très serrées.

2. *Julii* VENALIS BIS PUNCTUM AD EPIFOR*as*. — *Collyre deux fois piquant de J. Venalis, contre le larmoiement.*

Il est intéressant de voir, dans cette seule inscription, la traduction latine du collyre *dicentetum*, que j'ai publié et expliqué dans l'un de mes *Cinq cachets inédits* (n°s 44, 4, pp. 15 et 17) :

« *Dicentetum*, collyre doublement piquant, de δίς, *bis*, deux fois, et κεντέω, je pique. Aëtius (Tetrab. II, 3, c. 48, 77, 110), d'après l'oculiste Démosthène, nous en a conservé la formule. Probablement qu'il doit d'être appelé ainsi, non pas à l'action mordante de ses ingrédients (le vert de gris, le misy, le suc de pavot, la gomme), qui ne justifieraient pas ce nom presque effrayant pour les malades, mais bien à son efficacité, soit contre les ophthalmies, soit comme stimulant contre les amblyopies. La pierre n° 44 (actuellement n° 52) porte très manifestement *dicentetum*. Avant de consulter l'édition grecque d'Aëtius, j'avais d'abord regardé le mot *diacentetum* de la traduction de Cornarius comme le véritable nom du collyre. Je pensais donc que la leçon de l'inscription, *dicentetum*, s'expliquait par l'une des nombreuses erreurs ou fautes d'orthographe dont les graveurs, sinon les oculistes, n'étaient que trop coutumiers. Il ne me paraissait pas probable que le médecin eût voulu innover et surenchérir sur le sens primitif du mot *diacentetum*, piquant, en lui substituant une étymologie factice, et en le faisant dériver de δίς et κεντεῖν : doublement piquer. Il se serait donné de garde, me disais-je, de changer la dénomination généralement connue d'un médicament célèbre, de peur de nuire à son débit. Mais l'examen de l'édition grecque et de deux manuscrits grecs de la bibliothèque impériale (nos 2192 et 2193) m'a prouvé qu'ils portent dans tous les passages δικέντητον, à l'exception du chap. 48, où l'édition grecque seule a διακέντητον. Par conséquent, Cornarius a adopté une leçon qui ne saurait être justifiée, ce qui vient prouver une fois de plus que les traductions, même les meilleures, ne peuvent jamais tenir lieu de l'original. »

Le mot *epiphora* (ἐπιφορά), comme nom d'une maladie oculaire, se trouve pour la première fois chez Galien (*Introd. seu medicus*, c. 16, Kühn p. 768). Très fréquent chez les médecins grecs et romains, il a été conservé par la médecine moderne (1), pour désigner le larmoiement causé par une sursécrétion de larmes et symptomatique d'ophthalmie ou d'irritation de la rétine. Il est aussi nommé sur la pierre n° 54. La faute d'orthographe qui substitue un *f* au *ph* dans le mot *epiphora* ne doit pas plus étonner que le *z* de *diasmyrnes* de la troisième inscription, quand on songe aux erreurs grossières qui défigurent, par exemple, la pierre de Saint-Privat (ci-dessus n° 91, p. 7).

3. *Julii* VENALIS COL*lyrium* DIAZMYRNES. — *Collyre de Myrrhe de J. Venalis.*

Le second *l* du mot *coll* est fruste.

La substitution erronée d'un *z* à l'*s* de *diasmyrnes* se trouve aussi dans le n° 48, *b*.

Quant au *collyre de myrrhe, diasmyrnes, diasmyrnon* ou *diasmyrnum*, voyez ci-dessus, n° 67,2, p. 29.

4. *Julii* VENALIS COL*lyrium* CROCODES AD ASPRITVD*ines*. — *Collyre safrané de J. Venalis, contre les granulations.*

L'R termine la première ligne, et sa convexité manque, par suite d'une petite cassure du bord correspondant de la pierre. La fin du mot ASPRITVD est abrégée : le P est indiqué

(1) Des travaux de cette nature, autant du ressort des archéologues *ex professo* que des médecins amateurs de l'antiquité, exigent souvent, pour ceux-là, des explications des termes techniques de médecine, qui seraient superflues et déplacées dans un ouvrage exclusivement destiné à ceux-ci.

par un petit demi-cercle attaché au devant du milieu de la barre de l'R. Les syllabes ITVD sont écrites par un I barré transversalement un peu au-dessous de son extrémité supérieure, et suivi d'un V obliquement accolé, à la dernière barre duquel le demi-cercle du D est appliqué. Au-dessus des deux dernières lettres, il y a une fissure oblique accidentelle de la pierre, et, un peu plus haut, un petit creux, comme si un éclat de la pierre avait été enlevé par le burin ou un accident. Une petite lettre, un *m* ou un *s*, pour terminer le mot *Aspritudinem* ou *Aspritudines*, existait peut-être à cet endroit.

Quant à l'explication du *collyre safrané* et du terme *ad aspritudines*, voyez plus haut, n° 65, 2, p. 18, et n° 91, 4, p. 13.

Les caractères des inscriptions de la pierre n° 88 sont généralement bien faits et profondément gravés, à l'exception du mot *dialepidos* de la première inscription, mot dont les lettres sont formées par des traits très minces et superficiels, par suite de l'usure accidentelle de ce côté de la tranche. Cette usure est plus forte à deux des angles et y rend quelques lettres moins distinctes.

90. LAPIS NEMAUSENSIS TERTIUS. — 3e pierre de Nîmes.

Serpentine verte, presque régulièrement carrée, de 46 millimètres de long sur 44 de large, et de 8 à 9 millimètres d'épaisseur. Elle appartient au Muséum de St-Germain-en-Laye, dont le conservateur, M. Rossignol, a bien voulu me la communiquer, avec les renseignements nécessaires, le 17 mars 1866. Cette pierre a été trouvée dans les fouilles de la maison carrée de Nîmes par M. Grangent, architecte attaché aux réparations de cet édifice ; Mme veuve Grangent l'a cédée au Muséum le 31 juillet 1864. Deux des tranches portent seules des inscriptions, dont les noms appartiennent à deux oculistes différents, et dont les caractères, petits et très réguliers sur la première, sont, sur la deuxième, grands, verticalement allongés, très serrés les uns contre les autres, fort mal faits, entourés d'une profonde rainure qui forme une espèce de cartouche, et évidemment l'œuvre d'un autre graveur beaucoup moins habile et peu familiarisé avec les lettres latines.

1. MVNATI. TACITI. CRO.

2. POMPIIAMPACCIANVM.

1. MUNATII TACITI CROcodes. — *Collyre safrané de Munatius Tacitus.*

Pour le collyre *crocodes*, voyez ci-dessus, nº 78, *a*, 1, p. 21, et nº 65, 2, p. 18.

2. POMPIIANI PACCIANVM.

Collyre Paccien de Pompeianus.

Les A n'ont pas de barre transversale.

Les lettres NI de *Pompiiani* sont réunies de manière à former un M dont les deux traits intermédiaires descendent aussi bas que les deux jambages. Le premier I du même mot, plus long que le suivant, porte sur le milieu de son côté droit un petit trait transversal, et n'est probablement qu'un E manqué. En effet, on trouve chez Gruter, 732, 10 : MEMORIÆ LUCANI PATRIS POMPEIANUS FILIUS.

Les lettres NV de PACCIANVM sont réunies en une seule, de manière à former un M terminé par une barre oblique additionnelle.

PACCIANUM. *Collyre paccien ou de Paccius.*

Paccius, avec son nom complet *Paccius Antiochus* (Galen. *Comp. med. sec. loc.* IX, c. 4, Kühn XIII, 284; Marcell. Empir. c. 20, ed. Basil., 1536, p. 133, et c. 25, p. 170) ou, d'après Scribonius Largus (*Compos. med.* 97 et 156), *Pacchius Antiochus*, médecin du premier siècle avant et après Jésus-Christ, né en Sicile, avait acquis une grande réputation, surtout par un médicament secret appelé *Antidotos hiera*. Kühn (*Index med. oculariorum*, IX, p. 3) a assez complétement fait son histoire. Plusieurs collyres portent le nom de Paccius, et l'ont conservé comme un titre capable de leur donner de la faveur, malgré les changements que la composition a subis entre les mains de débitants plus récents. Galien recommande contre les ulcérations des yeux, entre autres collyres, le Παккιανὸν δι' οἴνου κροκῶδες, *collyre Paccien safrané à dissoudre dans du vin* (*Comp. med. sec. loc.*, IV, c. 4, Kühn XII, 715); contre plusieurs affections oculaires le *collyre Asclépiadien de Paccius*, 'Ασκληπιάδου Παккίου (*ibid.*, c. VIII, p. 72), le même qu'Aëtius (Tetrab., II, 3, c. 109) appelle 'Ασκληπιάδειον Παϊκιου (1), et le *stactum de Paccius, d'après Thémison* (ἔνστακτον Παккίου ὡς Θεμίσων, *ibid.*, p. 783), cité aussi par Aëtius (II, 3, c. 111) avec la désignation de *stactum Paccien* (Παккιανόν). Nicolaus Myrepsus (*Antidotar.*, sect. 24, c. 27) nomme aussi un collyre *Paccien*.

L'antiquité médicale accordait une grande importance aux noms propres attachés aux médicaments; au nom du premier inventeur on ajoutait celui du médecin qui l'avait expérimenté le plus souvent, ou remis en honneur, ou, enfin, modifié par l'addition de quelque ingrédient nouveau. C'est ainsi que l'*Asclepiadéum de Paccius*, inventé, de même qu'un autre médicament de ce nom ('Ασκληπιαδεῖον, διὰ τὸ αναφέρεσθαι εἰς τὸν Βιθυνὸν 'Ασκληπιάδην, Galen. K. XIII, p. 973), par Asclépiade de Bithynie, avait été modifié et remis en vogue par Paccius. C'est ainsi encore que nous connaissons plusieurs autres collyres qui portent simultanément les noms de deux médecins.

Dans les pierres sigillaires, nous trouvons plus d'une fois le nom de l'oculiste accolé à un autre nom propre déjà célèbre, comme *C. Cl. Primi Terentianum* (n. 39), etc.

Le collyre Paccien figure sur plusieurs pierres sigillaires. On lit sur le n° 73 : SEXTI JVLII SEDATI CROCODES PACCIANVM; sur le n° 10 : C. JVL. DIONYSODORI PACCIA*num ad* DIA*theses;* sur le n° 25 : JUNI TAVRI CROCOD*es* PACCIANVM AD CICA*trices.*

(1) Dans ces deux passages il faut lire 'Ασκληπιαδεῖον Παккίου, comme Saxius et Kühn l'ont déjà fait remarquer.

Notre *Pompeianus* vendait, sans indication de composition et d'usage, un *collyre Paccien*, auquel le nom célèbre de son premier inventeur garantissait un débit assuré.

N° 55. *Lapis Augustodunensis.* — Pierre d'Autun.

A propos de la pierre n° 69 et du collyre à l'opobalsame qui y est mentionné (p. 23), nous reproduisons un cachet déjà publié par Duchalais (sur les *Cachets des ...... oculistes*, Paris, 1846, in-8°, p. 36), mais que nous avions étudié presque en même temps que lui, et qui, il y a environ 20 ans, est devenu notre propriété, après avoir d'abord appartenu à M. d'Espiars, à Autun, puis au comte de Vevrotte, à Paris.

C'est une serpentine verte, dont il n'existe plus qu'un fragment étroit et allongé, offrant une seule inscription sur une seule tranche longue de 38 millimètres et haute de 12 à 13 millimètres, et une toute petite portion du bord contigu, longue de 6 à 7 millimètres environ et ne portant plus que quatre lettres. Les caractères de l'inscription sont grands, beaux, réguliers, et forment deux lignes dont chacune est placée entre deux traits tirés à la règle.

1. PFVLVICOTT......	2. PF
OPOBALSAMA	OI

1. P*ublii* FULV*ii* COTT*ae stactum* OPOBALSAMA*tum ad caliginem* ou *ad claritatem*. — *Collyre stactum au baume de Judée, de Publius Fulvius Cotta, contre la faiblesse de la vue*, ou *pour éclaircir la vue*. (Voy., pour les explications, n° 69, p. 23.)

Les mots *stactum*, *ad caliginem* ou *ad claritatem* étaient sans doute abrégés : STACT ou STA, AD CAL ou AD CA, AD CLAR ou AD CL.

2. P. F*ulvii Cottae* O*Pobalsamatum*. Pour OI, Duchalais lit OM ; mais il y a, avec le jambage du P, la partie supérieure de cette lettre, défigurée par la cassure de la pierre. (Probablement même inscription que 1.)

N° 54. *Lapis Nutiensis.* — Pierre de Nuits.

En 1846, M. Charleuf (d'Autun) m'a communiqué une

copie de l'une des inscriptions de cette pierre. En 1847, j'ai reçu, par feu M. de Saint-Mémin, un fac-simile complet et des empreintes, sur lesquelles j'ai rédigé la description ci-dessous. Ce n'est que longtemps après que j'ai eu connaissance de la publication de ce cachet par le Dr Duret. On lit dans l'*Essai historique sur la ville de Nuits, par H. Vienne*, Dijon, 1845, in-8°, p. 370 :

« *Addition à la note II*. (Article communiqué par M. le Dr Duret (1), maire de Nuits) :

» Un des plus rares vestiges du séjour des Romains dans les Gaules, un cachet d'oculiste, a été trouvé en 1845 aux environs de Nuits, dans les champs de Bolar. Des restes de constructions, de nombreuses médailles et d'autres objets antiques que l'on y a découverts et que l'on y découvre fréquemment, démontrent que ces champs ont été l'emplacement d'habitations gallo-romaines, et nous donnent le droit de les considérer comme le berceau probable de la ville de Nuits.

» Ce cachet en pierre verdâtre (pl. IV, fig. I) a la forme d'un quadrilatère long d'environ 53 millim., dont les quatre faces sont larges de 8 à 9 millim.

» Chaque côté porte deux lignes de caractères gravés à rebours. »

Voici comment je lis les inscriptions de cette pierre :

1. C DEDEMONIS AMBROS
IVM AD KALIGINEM ETCL
2. C DEDEMONIS THEOCH
ISTADEPIPHORA EXOVOTER
3. C DEDEMONIS MELINVM
AD CLARITATEM ET CALIGI
4. C DEDEMONIS MELINV
MADCLARITATEMET KA

(1) « L'auteur de la présente note, M. Duret, a adressé, au mois de février dernier, une description plus complète de ce cachet à la Commission d'antiquités du département de la Côte-d'Or, dont il est membre : La Commission

1. caii DEDEMONIS AMBROSIVM AD CALIGINEM ET CL*aritatem*. — *Collyre ambrosium, ou ambroisien, de Cajus Dédémon, contre la faiblesse de la vision (l'amblyopie) et pour éclaircir la vue.*

Les mots de la fin de la seconde ligne, que je transcris ET CL*aritatem*, sont écrits par un E, dont le trait transversal supérieur, en s'allongeant à gauche jusqu'à l'M, constitue le T. M. Duret, qui n'a pas fait attention à cette barre transversale, lit ECL, et supplée : « *ecligma*, egligme, » sans expliquer le sens de ce mot qui n'existe pas.

Remarquons d'abord le nom *Dedemon*, c'est-à-dire le mot grec *Deidemon* (δειδήμων), *timide*, un surnom (*cognomen*) significatif. Or les oculistes romains, nous l'avons déjà dit (n° 91, p. 9), appartenaient probablement pour la plupart à la classe des affranchis. On sait que les Romains aimaient à donner aux esclaves des noms puisés dans leurs qualités, leurs talents, leur profession, leur patrie ou leur âge ; en les affranchissant, on leur laissait ce nom comme surnom, en y ajoutant le nom de famille (*nomen*) de l'ancien maître et son prénom (*prænomen*). C'est ainsi que Lucius Julius Juvenis, de la pierre n° 23, ci-dessous p. 67, avait probablement été acquis encore jeune par son maître, sans doute un patricien de la famille Julienne. Dédémon ne porte encore que ce surnom, avec le prénom Cajus, mais sans nom de famille.

Le collyre *Ambrosium*, inscrit aussi sur la pierre n° 92, ci-après p. 107, et que je n'ai point rencontré dans les ouvrages des médecins grecs et romains, pourrait être une pommade préparée avec la plante *Ambrosia* (*Ambrosia maritima*) ou *Botrys* (*Chenopodium Botrys*), que Dioscoride (IV, 119, 120), Galien (*de simplic. medic.*, l. VI, c. I, 27, ed. Kühn XI, 824) et Pline (XXVII, c. 4, § 11) décrivent comme ayant des qualités astringentes, répercussives et résolu-

insérera, sans doute, dans les Mémoires qu'elle publie, le rapport de son savant correspondant. »

tives. Mais il est bien plus probable que nous ayons affaire ici à un médicament désigné par un de ces noms emphatiques et tant soit peu charlatanesques, comme les anciens, les Grecs en particulier, aimaient à les appliquer à leurs préparations pharmaceutiques et surtout oculaires, tels, par exemple, que *theochriston*, dans la seconde inscription du cachet de Dédémon, et *isotheon*, *isochryson*, *Palladium*, sur d'autres pierres sigillaires. A l'occasion de ce dernier collyre, j'ai déjà autrefois fait ressortir cette prédilection des anciens pour les noms élogieux et sonores des médicaments (*Cinq cachets*, p. 11) : « Ces noms, une fois adoptés, se perpétuaient indéfiniment. C'est ainsi que *leontarion (le lionceau)* doit probablement désigner l'énergie de ce médicament, ou même tout simplement la ressemblance de sa couleur avec celle du pelage du roi des animaux, bien que Galien (*comp. sec. loc.* IV, 8, Kühn XII, 773) fasse dériver ce nom de la figure d'un lion, avec laquelle on cachetait ou estampillait ce collyre.

C'est par la même disposition aux épithètes emphatiques, que nous trouvons chez Galien, dans d'autres auteurs et sur les cachets d'oculistes, des collyres *isochryson* (*égal à l'or*, ou *qui vaut son pesant d'or*), *atimeton* (*inestimable*, *au-dessus de toute estimation*), et même, sans que la crainte du blasphème arrête ces audacieux qualificateurs, *isotheon* (*pareil aux Dieux*). Même aujourd'hui encore, n'avons-nous pas la pierre divine ? Et la plupart des médicaments composés que nous ont légués l'antiquité et le moyen âge, ne nous sont-ils pas parvenus décorés d'épithètes tout aussi fastueuses ? »

Aux désignations prétentieuses et charlatanesques, citées dans les lignes précédentes, on peut encore ajouter celles de : collyre *invincible* (ἀνίκητον) d'Oribase (Aëtius *Tetrab*. II, s. 3, c. 105), collyre *céleste* (οὐράνιον) du même (*ibid*.), *étoile invincible* (ἀστὴρ ἀνίκητος) d'Asclépiade (*ibid*., et *Galen*. *comp. sec. loc*. IV, 8, Kühn 761), collyre *admirable* ou *merveilleux* (θαυμαστόν), *immortalité* (ἀθανασία, *Aët. ibid*. c. 104), etc.

Les médecins de l'antiquité, même ceux de la plus grande valeur, tels que Galien, par exemple, citent et recommandent ces moyens, sans jamais ajouter la moindre remarque sur leurs noms si extraordinaires.

Quant au collyre *ambrosium*, Galien lui-même nous en fournit en quelque sorte l'explication par plusieurs préparations spéciales du nom d'*Ambrosia*, dont il indique la composition très polypharmaque, mais dans aucune desquelles n'entrait la plante *Ambrosia*. Ce sont « *l'Ambrosia* (ἀμβροσία), potion contre les fièvres intermittentes » (*comp. med. sec. loc.* II, 3, ed. Kühn XII, p. 64); « *l'Ambrosia de Philippe de Macédoine*, contre *les poisons mortels* » (*Antidot.* II, c. 8, Kühn XIV, 149); « *l'Ambrosia sainte* (*Ambrosia hiera*, ἀμβροσία ἱερά) d'*Archibios*, *contre toutes les affections internes* » (*ibid.* c. 10, 159). Le collyre *ambrosium* était donc un des nombreux collyres *divins*.

2. C. DEDEMONIS THEOCH*r*IST*um* AD EPIPHORA*s* EX OVO TER. — *Collyre divin de Cajus Dédémon, contre le larmoiement symptomatique de l'ophthalmie. On en fera trois applications, en le délayant dans du blanc d'œuf.*

M. Duret, sans doute par une faute typographique, lit EPIPHOSA, mais l'R est très bien formé. Ici encore, dans le mot TER, il a méconnu l'E surmonté d'un T et a lu : T—R, *tertius*; mais la leçon TER n'admet pas de doute et s'explique parfaitement.

Le mot THEOCHIST doit être lu *theochristum*, θεόχριστον, *onctionné par un dieu*, c'est-à-dire *onguent divin*.

AD EPIPHORAS. L'A est sans barre transversale, circonstance si commune sur les cachets d'oculistes, que je ne la mentionnerai plus désormais.

Pour l'explication, voyez ce qui a été dit n° 88, 2, p. 34. Ajoutons seulement, que ce mot était le plus ordinairement employé au pluriel, comme, par exemple : « *contre les plus grandes épiphores*, πρὸς τὰς μεγίστας ἐπιφοράς, » (*Galen.*, *comp. sec. loc.*, IV, 8, Kühn XII, 754).

Les mots *ex ovo* se rencontrent fréquemment dans les inscriptions des cachets d'oculistes et les anciens auteurs. Ils signifient qu'une pommade oculaire, très active, doit être d'abord atténuée, pendant la plus grande intensité de l'ophthalmie, avec du blanc d'œuf, afin d'agir comme un topique doux. Comme indication de ce mode d'emploi, nous trouvons quelquefois : EX OVO PRIMUM, *d'abord délayé dans du blanc d'œuf* (n° 28, chez Baudot, dans : Millin, *Magasin encyclopédique*, 1809, t. II, p. 107), ou : LENE EX OVO, *délayé dans du blanc d'œuf, quand il doit agir comme topique doux* (n° 36, Grivaud de la Vincelle, *Recueil de monuments antiques*, Paris, 1817, in-4°, t. II, p. 279-288, pl. 36, fig. 1-4).

Voici ce que j'ai dit à l'occasion de cette dernière pierre (*Cinq cachets*, p. 21) :

« La troisième inscription de la tablette n° IV porte :

L. CAEMI PATERNI AVTHE
MER. LEN. EX O. ACREXAQ

« Elle doit être lue : L. CAEMI*i* PATERNI AVTHEMER*um* LEN*e* EX O*vo*, ACR*e* EX AQ*va*. Ce qui signifie : *Collyre du même jour de L. Caemius Paternus; comme topique doux, on lui donne pour véhicule le blanc d'œuf; si l'on veut le faire agir comme collyre âcre ou mordant, on l'administre dans de l'eau.*

Après les formules des collyres, on lit fréquemment dans Galien et Aëtius : ἡ χρῆσις δὲ ὠοῦ, *on s'en sert dans du blanc d'œuf*. Les mots : *ex ovo* (délayé dans du blanc d'œuf) sont l'équivalent latin. *Ex aquâ* (μεθ' ὕδατος, ὕδατι, Aëtius II, 3, c. 113 et 59) indique qu'on se servait simplement d'eau pour liquéfier ou délayer ces collyres qui, tels qu'ils se préparaient, étaient d'une consistance plus ou moins grande (ὑγροκολλύρια, ξηροκολλύρια, *hygrocollyria, xerocollyria*), et se conservaient en bâtonnets (voyez plus loin, n° 77, p. 76) ou, plus rarement, dans des boîtes cachetées. Celse (l. VI, c. 6, s. 8) dit : *Quo gravior quæque inflam-*

matio est, eo magis leniri medicamentum debet, adjecto vel albo ovi, vel muliebri lacte. Dans l'un des passages cités (c. 113), Aëtius dit d'un collyre « qu'on l'emploie avec de l'œuf au début et avec de l'eau vers le déclin de l'ophthalmie. »

« Grivaud lit ainsi l'inscription qui nous occupe : « *L. Caemi Paterni anthemerum lene ex ovo acritudines exaquescens,* » ce qui est tout à fait arbitraire. Voici comment il l'explique (p. 108) : «« On a ajouté ici à l'anthemerum, baume adoucissant dont nous avons fait aussi mention, de l'œuf pour le tempérer encore et le rendre propre à résoudre les engorgements acrimonieux des yeux. »»

« On voit que, pour l'interprétation des monuments appartenant à un ordre spécial de faits scientifiques, il ne suffit point d'être antiquaire consommé, il faut encore connaître à fond la branche de la science à laquelle ces monuments se rattachent, ou au moins s'être familiarisé avec elle par les ouvrages de l'antiquité qui en traitent. »

Pour ne négliger aucun précepte relatif au mode d'emploi de leurs topiques, les oculistes indiquaient quelquefois, dans l'étiquette, c'est-à-dire dans les inscriptions de ceux-ci, jusqu'au nombre des applications qu'on devait en faire. Notre Dédémon recommande d'employer son collyre divin trois fois, délayé ou dissous dans du blanc d'œuf.

Le mot *ter* ne se trouve que dans cette seule inscription. On pourrait, au premier aspect, le prendre pour l'abréviation de *terendum*, « collyre qu'il faut triturer ou porphyriser avec du blanc d'œuf. » C'est ainsi qu'on lit, par exemple, *ex ovo tritum* (Scribon. Larg. III, 26). Ici, cependant, *ter* n'est point une abréviation, mais l'adverbe de nombre. Le collyre devait être employé *trois fois seulement, avec du blanc d'œuf,* pendant le larmoiement et la plus grande violence de l'inflammation ; une fois cette période de la maladie passée, on devait substituer de l'eau comme véhicule au blanc d'œuf, ou cesser entièrement l'emploi du collyre. Cette explication du mot *ter* ressort de l'inscription 2 du cachet n° 23 (ci-dessous p. 70), qui porte : « *di*ASMYRNES BIS *in*IMPETV EX OVO, *collyre de myrrhe, à employer deux fois, dans du blanc d'œuf, pendant la violence de l'ophthalmie,* » et de ce que nous exposerons d'une manière plus détaillée à cette occasion.

3. C. DEDEMONIS MELINVM AD CLARITATEM ET CALIGI*nem*. — *Collyre melinum de C. Dédémon, pour l'éclaircissement de la vue et contre la faiblesse de la vision.*

La dernière lettre de l'inscription, un I au milieu duquel est accolé un petit V renversé et à traits arrondis, ressemble assez au K, tel qu'il se présente deux fois sur cette pierre, dans le mot *kaligo*. Le graveur ayant cette fois écrit *caligi* par un *c*, a rempli un petit espace, resté à la fin de la ligne, par ce double trait, qui satisfaisait mieux son œil que le vide.

Le collyre *melinum* était ainsi appelé de sa couleur jaune, semblable à celle du coing (μῆλον Κυδώνιον, *malum Cydonium*). Voici comment j'ai motivé cette explication (*Cinq cachets*, p. 19), à laquelle on peut ajouter que le mot grec μήλινον avait en général la signification de notre *jaune*.

« Le nom du collyre *melinum*, cité sur les cachets n°s 2, 4, 11 et 17, a été interprété de trois manières.

Saxe (*Epistola ..... de ..... ocularii gemma .....*, Traject. ad. Rhen., 1774, in-8°, p. 29), et, d'après lui, Tôchon (p. 18), le font dériver de l'alun de l'île de Melos, dans la mer Egée. Ils s'appuient sur un passage de Pline (I, XXXV, c. 52) : « Le meilleur alun est celui qui est appelé *Melinum*, de l'île de Mélos. Il réprime les granulations des yeux (*oculorum scabritias extenuat*). » Mais, sur les quatre cachets, le mot *melinum* se trouve deux fois seul, une fois (n° 11) avec l'épithète *delacrymatorium*, une autre fois (n° 4) avec celle de : *ad claritatem*, jamais avec la désignation : *ad aspritudines* ou *ad scabrities*, et, dans les formules qu'en donne Galien, il n'est pas question d'alun. Cette explication est donc inadmissible.

Walch (*Antiquitates medicae selectae*, Ienae, 1772, in-8°, p. 55, sq.), se fondant sur d'autres passages de Pline, regarde le *melinum* comme un onguent préparé avec des coings. « Avec les différentes espèces de coings (*ex malis cotoneis et struthiis*) on fait l'huile melinum, qui entre dans les onguents (L. XIII, c. 2). » « Avec les coings, quand ils ne sont pas venus dans un terrain humide, on fait l'huile que nous avons déjà mentionnée sous le nom de *melinum* (l. XXIII, c. 54, fin). » « La fleur fraîche ou desséchée du cognassier est utile dans les inflammations des yeux (*ibid.*). » *Melinum* ici serait dérivé de μῆλον, pomme, μῆλον Κυδώνιον, *malum Cydonium* ou *cotoneum*, coing. Mais les pierres sigillaires servaient à estampiller des collyres, c'est-à-dire des pommades ou onguents oculaires, tandis que le *melinum* était une huile. Il n'en est d'ailleurs fait aucune mention dans les formules conservées par Galien. Cette interprétation du mot *melinum* doit donc être également rejetée par une saine critique. La dernière qui reste nous paraît seule devoir être adoptée, quant aux cachets d'oculistes.

Le mot *melinum* (μήλινον) désigne un collyre d'une couleur jaunâtre, semblable à celle du coing. Galien rapporte les formules de trois collyres de ce nom, dont il appelle l'un *melinum délicat* (COMP. MED. SEC. LOC., IV, c. 8, ed. K., XII, 769), l'autre (*ib.*, p. 786) *melinum atarachum* (ἀτάραχον), c'est-à-dire ne produisant pas de taraxis ou de violente rougeur des yeux, et le troisième (*ib.*, p. 787) *melinum de Lucius*. Tous les trois contiennent des substances médicamenteuses minérales et végétales, à l'exclusion de l'alun et de l'huile de coing. Il y entre au contraire du safran qui, en leur donnant une couleur jaunâtre, justifie et explique leur nom. Le même auteur (*ib.*, l. VIII, c. 5, XIII, p. 182) décrit un *malagma melinum* (μάλαγμα μήλινον), contenant des produits végétaux et du safran, sans huile de coing. Ailleurs (COMP. MED. PER GEN., l. II,

c. 6-11, ed. K., t. XIII, p. 503 sqq.) il traite longuement des emplâtres *melina* (μήλιναι ἔμπλαστροι), ainsi appelés à cause de leur couleur qu'ils doivent au vert-de-gris incorporé par une coction modérée ; car, ajoute-t-il, par une cuisson plus prolongée, en les faisant changer de couleur, on produirait les emplâtres appelés *bicolores* (δίχρωμαι) par les uns, *jaune-doré* (κιῤῥαί) par les autres. Il ne peut donc rester aucun doute à ce sujet : cette dénomination est uniquement puisée dans la couleur de l'onguent. C'est de cette manière que l'a aussi comprise Caylus (RECUEIL D'ANTIQUITÉS, t. I, p. 226), qui semble avoir eu en vue ce dernier passage de Galien ; car son explication du mot *melinum* sur le cachet n° 2 se borne à ce qui suit : « Il y entroit du verd-de-gris, d'où il prenoit une couleur qui lui donnoit ce nom. MELINUS *color, gilvus inter album et fuscum.* » Ces derniers mots latins semblent pris dans un lexique ; ils se trouvent aussi, mais sous forme dubitative, dans le *Thesaurus Latinæ linguæ* de *Gesner*. Aucun auteur classique romain ne paraît s'être servi dans ce sens du mot *melinum.* »

Les mots *ad claritatem et caliginem, pour* l'éclaircissement de la vue et *contre* l'affaiblissement de la vision, ont déjà été expliqués nos 69, 1, 2, p. 22-25, et 91, 1, p. 10 ; ajoutons qu'ici, comme dans d'autres inscriptions, *ad* est pris en même temps dans ses deux significations opposées ; car, ainsi que πρὸς en grec, il signifie, à la suite des noms de médicaments : *utile contre* une affection, ou *destiné à procurer* le changement avantageux que l'on désire.

4. C. DEDEMONIS MELINVM AD CLARITATEM ET KA*liginem.*

Inscription identique avec la précédente et seulement un peu autrement disposée. Il n'est pas rare de voir la même inscription reproduite sur plusieurs des tranches d'une même pierre, afin d'en rendre l'usage plus facile. (Voyez n° 64, p. 16, et au bas de la page 15.) Ces deux tranches avaient probablement été gravées avant les autres, lorsque Dédémon ne débitait encore que ce seul collyre. En général, les oculistes romains ne suivaient aucune règle bien fixe dans la manière d'apposer les inscriptions sur les différentes tranches de leurs pierres sigillaires; chacun agissait, sinon d'après son goût et son caprice, du moins d'après la manière qui lui paraissait la plus commode et la plus utile, selon qu'il possédait une seule ou plusieurs préparations.

M. Duret (Vienne, *loc. cit.*, p. 370) lit et explique de la manière suivante les inscriptions de cette pierre :

« 1. Ecl. *Ecligma*, égligme; Ambrosivm, divin, C. Dedemonis, de C. Dédémon; ad Kaliginem, contre l'obscurcissement (de la vue, sous-entendu). — 2. C. Dedemonis Theochis ad epiphosa ex ovo, T-R; T-R, *tertius*, troisième; chist, *schistus*, schiste; theo. *theios*, divin; ex ovo, d'œuf; C. Dedemonis, de C. D.; ad epiphosa, contre le larmoiement. — 3. 4. C. Dedemonis Melinvm, suc de C. D.; ad claritatem et Ka*liginem*, pour la clarté et contre l'obscurcissement.

N° 71. *Lapis Metensis.* — Pierre de Metz.

Des empreintes de cette pierre, trouvée à Metz, m'ont été communiquées, en 1846, par feu M. Duchalais, qui m'a dit les tenir de M. Brageux, propriétaire de ce cachet, et ne pas connaître d'autres détails. Quant à M. Brageux, alors à Paris, j'ai en vain cherché à le rencontrer.

Les lettres, toutes belles et grandes, mais d'inégale grandeur dans les différentes lignes et même quelquefois dans la même inscription, sont inscrites entre deux lignes tracées à la pointe. Le jambage du P est partout terminé en bas par une barre transversale, aussi large que celle d'un T. La plupart des mots sont séparés par des points placés à moitié de la hauteur des lettres, et que j'ai reproduits dans ma transcription.

D'après les empreintes, cette pierre doit former un parallélogramme long de 5 centimètres, large de 36 millim., et épais de 10 à 11 millim.

1. L · P · VILLANI · DIA	2. LPVILLANI ·
SMYRN · POST · I · P · L	DIA
3. L · P · VILLANI · DI	4. L · P · VILLANI · LEN
ALEPIDADAS	PADIMP LIЬPE · L

1. L*ucii* P. VILLANI DIASMYRN*es* POST I*m*P*etum* L*ippitudinis.* — *Collyre de myrrhe de Lucius* P. *Villanus, à employer après la première attaque* ou *violence de l'ophthalmie.*

Le nom de famille de l'oculiste manque, ou n'existe que par son initiale, sur plusieurs autres cachets.

Pour le *diasmyrnes*, voyez ci-dessus n° 67, 2, p. 29. L'ignorance du graveur lui a fait écrire POST I. P. L, pour POST IMPL. L'Y de SMYRNE*s* a la forme particulière mentionnée ci-dessous, n°s 75, 1; 85, 4; 23, 2; 92, 3; p. 74, 87, 68, 107.

2. L. P. VILLANI DIA*psoricum* ou DIA*misus*, etc. Comparez n° 68, 3, p. 30. Ici l'oculiste semble avoir encore été incertain lui-même du médicament qu'il devait adopter; car les deux lignes destinées à recevoir le nom sont tracées, mais le mot DIA seul s'y trouve inscrit. Peut-être voulait-il d'abord faire répéter l'inscription n° 3 *dialepidos*, et l'a-t-il trouvé inutile plus tard. La même inscription se trouve quelquefois sur deux tranches de la même pierre, comme par exemple ci-dessus, n° 64, p. 16, n° 54, 3, 4, pp. 45-47.

3. L. P. VILLANI DIALEPID*os* AD AS*pritudines.* — *Collyre dialepidos* ou *dialepidium* (voyez n° 65, 2, p. 18) de *L. P. V., contre les granulations des paupières* ou *trachômes.* Sur les granulations, *aspritudines*, voyez n° 91, 4, p. 13.

Le D avant AS est difforme et plus grand que les autres lettres; on peut voir que le graveur avait d'abord commencé un T qu'il a changé. Cela peut servir à expliquer le mot AT ALBAS (ci-dessous n° 23, 3, p. 71) pour AD ALBAS *cicatrices*, inscription qui n'avait pas été expliquée jusqu'au moment où M. Simpson m'a fait l'honneur de publier l'interprétation que j'avais essayé d'en donner.

4. L. P. VILLANI LENE P*enicillum* AD IMP*etum* LIPP(EL)*itudinis*. — *Moelleux pinceau de charpie de L. P. V., contre l'attaque, la première invasion,* ou *l'acuïté, de l'ophthalmie.*

Pour l'explication de cette inscription, nous renvoyons à ce que nous avons dit à propos des n°s 64, 66, 3, et 67, 2, pp. 16, 26 et 29. Le mot *lene* s'applique aussi aux collyres *doux*. (Voyez n° 74, 2, p. 60.) Le *penicillum* peut parfois désigner un pinceau ou plumasseau préparé avec un collyre. Le graveur, dont l'ignorance s'est déjà trahie dans l'inscription 1, a lu et écrit LIPPE·L pour LIPPITV, mot dans lequel l'oculiste avait peut-être mis un T et un I réunis en une seule lettre, prise par le graveur pour un E. Cette inscription est une de celles qui prouvent le mieux, combien les abréviations de ce genre de monuments antiques sont irrégulières, incertaines et arbitraires, et combien, par conséquent, les restitutions ont de latitude ici, pourvu qu'on se renferme dans la limite des formules consacrées par ces cachets eux-mêmes et par l'antiquité médicale.

N° 72. *Lapis Parisiensis septimus.* — Septième pierre de Paris.

Parmi les cachets d'oculistes de la collection de Tôchon d'Anneci que j'ai acquis après la mort de sa veuve, il s'en trouve un encore inédit et fort remarquable à plus d'un titre.

C'est une serpentine verte, cassée au milieu, mais qui, probablement, a autrefois formé un carré régulier. Actuellement son plus grand côté, long de 47 millimètres, porte sur sa tranche l'inscription 2, complète en deux lignes, dont l'inférieure cependant ne représente plus que la moitié supérieure de ses lettres, sans avoir cessé pour cela d'être lisible.

La moitié inférieure des lettres de cette seconde ligne est enlevée par l'amincissement qu'on a fait subir à la pierre sur son plat inférieur, sans doute à l'aide d'une meule et afin de s'en servir comme d'un couvercle; car on voit encore sur le plat opposé, à droite, un gros clou ou piton de fer fixé dans la pierre, à gauche, un trou dans lequel avait été logé un autre large clou semblable, et, au milieu, l'empreinte d'une vis qu'on avait fait entrer par la tranche opposée à celle qui porte l'inscription complète. C'est cette vis qui, en faisant éclater la tablette, doit avoir causé la perte de l'une de ses moitiés. Sur la cassure opposée à la tranche non détériorée, on voit la structure feuilletée de la pierre. La tranche incomplète qui reste à gauche, la plus mince de toutes, longue de 18 millimètres, porte l'inscription 1, dont la ligne inférieure est entièrement détruite; pourtant, on voit encore l'extrême bord supérieur des lettres; leur disposition, deux lignes courbes indiquant le haut d'un S et d'un C, et la tête d'un I absolument conforme à celle des autres I des inscriptions très soigneusement gravées, permettent de conclure qu'il y avait SICLI. La tranche qui reste à droite, longue de 12 millimètres, présente l'inscription 3. Sur ses plats, la pierre ne porte point de lettres, mais des restes d'un encadrement formé par ses bords taillés en biseau, comme on le voit sur les cachets d'oculistes travaillés et gravés avec le plus de soin. En effet, ce qui reste des inscriptions est écrit très soigneusement, entre des lignes tirées à la pointe et à la règle. L'épaisseur actuelle de cette tablette varie de 5 à 6 1/2 millimètres; elle peut avoir été de 10 millimètres primitivement, avant qu'on ne l'ait amincie.

On ne sait où ce cachet a été trouvé. Il n'est pas le seul qu'on ait détérioré exprès pour le faire servir à des usages domestiques. Nous avons déjà vu la pierre de Cond-sur-Ton (n° 64, p. 15) sciée très régulièrement en deux. D'autres encore portent des traces d'une semblable adaptation à des usages domestiques spéciaux, à laquelle le peu de dureté de ces pierres, toujours des serpentines ou, très rarement, des schistes, se prête à merveille. C'est sans doute par des considérations de bon marché, afin de ne point augmenter le prix de la matière et de la main-d'œuvre, que les oculistes romains choisissaient pour leurs cachets des pierres tendres, aussi peu chères que faciles à entamer au burin.

1. FL · THEO... SICLI... 3... SVP.ET
2. FL · THEONIS · ADSIC ... VSTI
LIPETCLARITATM

1. FL*avii* THEO*nis ad* SIC*cam* LI*ppitudinem*.

2. FL*avii* THEONIS AD SIC*cam* LIP*pitudinem* ET CLARITAT*e*M. — *Collyre de Flavius Theon contre l'ophthalmie sèche et pour éclaircir la vue.*

Cette pierre est du petit nombre de celles qui indiquent les maladies contre lesquelles un collyre était employé, sans mentionner le nom de ce dernier. L'oculiste, probablement un affranchi de la famille flavienne, porte un surnom grec qui le désigne comme *coureur*. Le surnom latin *cursor* existe également, et non-seulement pour les esclaves chez lesquels il correspondait à un emploi.

L'inscription 1 paraît avoir été semblable à l'inscription 2, mais plus courte.

Ad siccam lippitudinem. Hippocrate déjà avait opposé aux ophthalmies humides (ὀφθαλμίαι ὑγραί, *Epid.* III, 7, Littré III, 84) les ophthalmies *sèches* (ξηραί, Aphor. III, 12, 14, Littré IV, 490, 492), c'est-à-dire les ophthalmies sans sécrétion notable de mucus, et d'ordinaire accompagnées d'une sensation plus ou moins prononcée de sécheresse. Galien (*in Hippocr. de acutor. vict.* XXI, K. XV, 473) dit : « Il survient souvent des phlegmasies sèches des yeux (ὀφθαλμῶν φλεγμοναὶ ξηραὶ), qui ne sécrètent rien. » Plus tard le mot *Xérophthalmie*, ξηροφθαλμία, que Celse (VI, 6,

29) traduit par « *arida lippitudo,* » a été employé (Galen. *Introd. vel medicus*, c. 15, 16, K. XI, 766, 767, 769) dans le même sens, et en partie comme synonyme de l'ophthalmie catarrhale ou même granulaire (*aspritudo* des Latins, voy. n° 91, 4, p. 13). Nous lisons chez Aëtius (*Tetrab.* II, 3, c. 75) : « Dans la *Xérophthalmie*, l'œil est atteint de sécheresse, de démangeaison, de légère douleur, sans dureté des paupières. » La *psorophthalmie* des anciens en est presque le synonyme. (Voyez n° 68, 3, p. 30, et Aëtius *loc. cit.* c. 76, 77, comparé aux symptômes que Galien, *loc. cit.*, K. XIV, 769, attribue à la xérophthalmie.) On lit chez Scribonius Largus (IV, 32) : « Collyrium psoricum ad caliginem, et ad aspritudinem oculorum, siccamque perturbationem sine tumore, quam ξηροφθαλμίαν appellant. » Le compilateur Marcel l'Empirique (cap. VIII, p. 59), dans sa copie de ce passage, lit également : sine *tumore*, mais je soupçonne fortement qu'il faut lire : sine *humore*, comme dans un autre passage de Scribonius (III, c. 23) : « cum perseverantia *tumoris*, » également copié par Marcel (p. 52), et où celui-ci offre la leçon *humoris*, bien plus conforme au sens.

D'après ce qui vient d'être dit, c'est à tort que l'ophthalmologie moderne a tenté d'appliquer le nom de *Xérophthalmie* à la maladie qui jusqu'alors avait été appelée *Xérosis*, ou *cutisation, de la conjonctive*, et qui a moins les caractères de l'ophthalmie que ceux d'une affection consécutive à celle-ci.

Quant au mot *ad*, pris simultanément dans ses deux sens opposés, voyez le n° 54, 3, p. 47.

Après le mot SIC de la première ligne se trouve une figure du genre de celles que jusqu'ici on avait regardées comme représentant une plante pharmaceutique, mais beaucoup plus petite et ressemblant à une étoile à cinq branches un peu tordues. Placée au milieu de l'inscription et manifestement destinée à remplir un espace vide, elle vient à l'appui de notre remarque et de celle de M. Janssen (n° 68, 3, p. 30). Le graveur, voyant qu'après le mot sic qu'il ne comprenait pas, il restait un espace sans lettres, le combla par un ornement de fantaisie. Moins que partout ailleurs, il y avait ici lieu à placer une image emblématique d'une plante, aucune substance pharmaceutique, végétale ou autre, n'étant nommée.

2. *Flavii Theonis ad* SVP*puratione*m ET *oculorum* PVSTV*las*. — *Collyre de F. Theon contre la suppuration et les pustules des yeux.*

Par suite de la cassure de la pierre, on ne voit plus que la moitié supérieure des caractères de la seconde ligne. La première lettre est la moitié inférieure d'un s, la dernière un I, suivi de la partie supérieure d'un ornement semblable à celui que nous venons de mentionner et se perdant dans la cassure.

Le nombre très restreint des lettres conservées dans cette inscription et l'I qui termine la ligne, ne me permettent pas de donner ma restitution autrement que sous forme de doute. Toutefois, cette conjecture gagne quelque valeur par le passage suivant de Scribonius Largus (c. III, s. 26, répété par Marcell. Empiric. c. VIII, p. 63), qui se rapporte au *diasmyrnes*, collyre très usité, et que les lecteurs ont dejà rencontré plusieurs fois sur les cachets de ce recueil (par ex. n°s 67, 2, p. 29) : « Sed præcipue hoc, quod etiam ad *pustulas* papulasque et *ad suppurationes* oculorum facit... Item ad *pustulas.* »

Les mots : *suppuratio* ou *suppurationes oculorum*, désignent les infiltrations purulentes et les ulcérations de la cornée (*ὑπόπυοι*, silicet *ὀφθαλμοί*, Aëtius II, 3, c. 99, p. 417), avec leur suite, l'hypopyon. On les lit sur plusieurs collyres : n° 1, 3, ci-dessous, p. 85 : LISIPONVM AD SVPPVRATIONEM ; Tôchon n° 24 : DIALIBANON AD SUPPURATIONEM EX OVO.

On pourrait aussi voir dans les lettres VSTI la désinence

des mots *æris usti* (Scrib. Larg. III, 23, *et passim*) ou *æris combusti* (Cels. VI, 6, 30, *et passim*), comme désignant la composition du collyre. A cela, il y a à objecter l'analogie de la première inscription, qui garde le silence sur les ingrédients du spécifique, et la circonstance très importante que l'*æs ustum* (oxyde de cuivre), médicament astringent, n'était point employé contre la suppuration des yeux, à laquelle on opposait d'ordinaire des résolutifs, tels que le *diasmyrnes* dans le passage cité de Scribonius, ou le *dialibanon* dans le n° 24 de Tôchon. Le mot ET, d'ailleurs, indique qu'une seconde maladie oculaire devait être nommée après la suppuration. La dernière lettre de l'inscription pouvait être un V changé en I par une erreur du graveur. En tout cas, si l'on n'acceptait pas la leçon *pustulas*, je préférerais lire : *et oculorum* VSTI*ones* (*et les brûlures des yeux*), d'après les paroles de Marcel l'Empirique (ed. Basil., p. 64 et 65) : « Collyrium quod appellatur sphragis, ab Antigono medico inventum, facit ad omne ulcus *et ad omnem ustionem* et plagam et ruptionem tunicularum *oculi*, et ad omnia oculorum vitia, praeter epiphoram incipientem. » Scribonius Largus (III, 27) dit : « Collyrium Psittacinum facit ad *ustiones* et solutas cicatrices. »

N° 73. *Lapis Londinensis tertius.* — Troisième pierre de Londres.

Cette pierre, trouvée en Angleterre, fait partie des collections du Musée britannique. L'un des conservateurs de ce grand établissement, M. Birch (1), a eu la gracieuseté de m'adresser spontanément, en 1846, par l'entremise de M. A. de Longpérier, l'empreinte des inscriptions de ce cachet et quelques renseignements.

Il forme un carré un peu oblong de schiste verdâtre; longueur 56 millim., largeur 50 millim., épaisseur 9 millim. Trois seulement de ses tranches portent des inscriptions,

(1) M. Birch a eu la bonté de m'envoyer, en même temps, l'empreinte d'un des cachets publiés par Gough. (Voyez ci-dessous, n° 23, p. 67.)

soigneusement gravées sur des lignes tracées à la règle. L'angle entre la troisième inscription et la tranche qui n'en porte pas est cassé.

1. SEX. IVL. SEDATI CRO
CODESDIALEPIDOS

2. SEX. IVL. SEDATI
CROCODPACCIAN

3. ...IIVLSEDATICR°
...ESADDIATHES

Ma transcription ci-dessus et ma description qui suit datent de 1847. Depuis lors M. Simpson (*Edinburgh Monthly Medical Journal*, *New Series*, n° XIII, January 1851, p. 46, II; *Annales d'Oculistique*, 1851, t. XXVI, p. 95) a décrit la même pierre, avec une transcription qui diffère sur quelques points sans importance, tels que la division des mots, la position des points et le premier I de l'inscription 3, circonstances qu'il m'est impossible de vérifier en ce moment, mon empreinte se trouvant égarée.

1. SEX*ti* IVL*ii* SEDATI CROCOD*es* DIALEPIDOS. — *Collyre safrané dialepidos de Sextus Julius Sedatus.* (Voyez n° 65, 2, p. 18, et n° 91, 3, p. 12).

2. SEX*ti* IVL*ii* SEDATI CROCOD*es* PACCIAN*um*. — *Collyre safrané paccien de Sextus Julius Sedatus.*

Pour le collyre paccien, voyez n° 90, 2, p. 36.

Les deux inscriptions ne remplissant pas complétement cette tranche de la pierre, l'espace libre de chaque côté, ici encore, a été rempli par la branche d'acanthe, ou plutôt par une figure semblable à une branche ayant ses ramuscules ou ses feuilles tournés vers les lettres, de manière à les embrasser en guise de parenthèse. Voyez ce qui a été dit ci-dessus, n° 68, 2, 3, p. 30, et 72, 2, p. 53, en bas.

3. *Sexti* IVL*ii* SEDATI CROC*o*DES ADDIATHESE*s*. — *Collyre safrané de Sextus Julius Sedatus contre les affections oculaires.*

La cassure de l'un des angles de la pierre a fait disparaître les syllabes SEXT et CO du commencement de chaque ligne. Le D en tête de la seconde ligne n'existe qu'à moitié.

L'*o* de la première syllabe du mot *crocodes*, c'est-à-dire la lettre finale de la première ligne de l'inscription, est de moitié plus petit que les autres lettres et placé au-dessus de la ligne, le prolongement du dernier trait de l'R ayant empêché de l'aligner. Cette circonstance, en apparence de peu d'importance, nous servira dans le cachet suivant (p. 61) à assurer une leçon (*apalocrocodes*) qui, cependant, se soutient par d'autres arguments encore. Les barres transversales des A de cette inscription manquent, comme dans la plupart des A de cette pierre.

Le mot *diathesis* (διάθεσις) signifie primitivement toute disposition, surtout morbide, puis il est l'équivalent du mot latin *affectus*, affection ou maladie. Chez les oculistes, il désigne plus spécialement les affections de l'œil. Il suffit, pour s'en convaincre, de parcourir les nombreux passages où ce mot figure, dans les livres de Galien qui traitent plus spécialement de la thérapeutique des maladies oculaires et des collyres (*Comp. med. sec. loc.* IV, 8, ed. Kühn, t. XII, p. 733 seqq.). On y voit, par exemple, un *collyre evodes contre les diathèses,* c'est-à-dire maladies oculaires, *récentes*, πρὸς προσφάτους διαθέσεις (p. 753) ; un collyre contre l'épiphora et les douleurs oculaires ; *il agit aussi contre les diathèses*, ποιεῖ καὶ πρὸς διαθέσεις (755, 774) ; un collyre contre des fluxions de différente nature, les ulcérations, les papules, et *les diathèses de toute espèce*, παντοίας διαθέσεις (p. 757, en bas) ; collyre *Etoile* (*Aster*), contre quatre maladies spécifiées et *contre les diathèses chroniques*, πρὸς κεχρονισμένας διαθέσεις (761). Il sera surtout utile de comparer comment un passage de Scribonius Largus (III, 27) : « Collyrium Psittacinum, ...facit ad ...ustiones..., cicatrices..., sed præcipue quum sanguine suffusi sunt oculi..., » a été rendu par Galien (p. 764) : « Tiré des écrits de Scribonius Largus ; Psittacium, contre les ...brûlures, les cicatrices..., quand beaucoup de sang est épanché dans les yeux ; *il est aussi utile contre les autres diathèses* (c'est-à-dire maladies oculaires), *πρὸς τὰς ἄλλας διαθέσεις.* Marcel l'Empirique ne se sert qu'une seule fois (c. VIII, p. 72, en haut) du mot *diathesis : ad scabritudinem et diatheses tollendas;* ailleurs (p. 54 *et passim*) il emploie les mots équivalents : *ad omnia oculorum vitia.*

Le mot *diathesis* se trouve aussi sur d'autres cachets d'oculistes, par exemple, ci-dessous n° 74, p. 59, et chez Tôchon, n° 29, 1, p. 71, AD DIATHE*ses* TOL*lendas*, où Tôchon a par erreur supprimé l'E.

N° 74. *Lapis Edinensis primus.* — Première pierre d'Edimbourg.

L'article suivant a été rédigé vers le milieu de l'année 1850. Je le donne ici tel qu'il était destiné à être inséré dans un travail spécial, bien qu'en 1851 M. Simpson ait lui-même décrit ce cachet dans son beau travail : *Sur quelques cachets de médecins-oculistes romains trouvés en Écosse et en Angleterre.* (*Edinburgh Monthly Medical Journal;* New Series; n° XIII, January 1851, p. 43, n° I; *Annales d'Oculistique* 1851, t. XXVI, p. 91, n° I.)

Mon savant ami, le docteur Simpson, professeur à l'université d'Edimbourg, célèbre par ses travaux en obstétrique et par la découverte de la vertu anesthésique du chloroforme (1), m'apporta, lors d'un voyage qu'il fit sur le continent en avril de cette année (1850), une empreinte de cette pierre, qui appartient à la collection de la Société des Antiquaires d'Edimbourg. C'est une serpentine verdâtre formant un carré oblong : longueur 55 millim., largeur environ 11 millim., épaisseur 8 millim.

Elle a été trouvée vers 1820 (2) à Tranent, à 9 lieues

(1) Comme je l'ai déjà dit (p. 34, note), ces pages sont destinées autant aux archéologues qu'aux médecins. Pour ces derniers, le nom de M. Simpson n'a besoin d'aucune introduction, ni d'aucun rappel de ses titres scientifiques.

(2) Selon la communication verbale de M. Simpson. Dans son article imprimé il dit : « il y a quelques années, » ainsi vers 1846.

anglaises (à peu près 14 kilomètres) d'Edimbourg, et pas très loin de la ville d'Inveresk, où existait une station romaine remarquable par de nombreux monuments antiques qu'on y a découverts. M. Simpson publiera d'ailleurs lui-même cette pierre, avec toutes les explications sur son origine et sa forme, qu'il est, plus que moi, à même de donner. Elle porte deux inscriptions seulement, mais qui sont très complètes et n'ont presque point d'abréviations.

1. L. VALLATINIEVODESADCI CATRICES ET ASPRITVDIN	2. LVALLATINIAPALOCRO CODESAD DIATHESIS

1. L*ucii* VALLATINI EVODES AD CICATRICES ET ASPRITUDIN*es*. — *Collyre parfumé de Lucius Vallatinus, contre les cicatrices de la cornée transparente et les granulations palpébrales.*

Pour les explications de cette inscription, voyez le n° 78, *a*, p. 21, qui porte à peu près la même inscription, et le n° 91, 4, p. 13.

A propos de l'*evodes*, M. Simpson m'a dit, en avril 1850, que ce mot avait été trouvé par Seymour (*Pilgrimage to Rome, or Mornings with the Jesuits*) sur une tombe romaine. Je n'ai pas eu le temps de vérifier cette citation ; mais, sur une pierre tumulaire, EVODES ne me semble guère pouvoir trouver place que comme le surnom (*cognomen*) d'une des personnes qui y figurent, ou comme adjectif d'un des substantifs du texte.

2. L*ucii* VALLATINI APALOCROCODES AD DIATHESIS. — *Collyre safrané tendre de Lucius Vallatinus, contre les affections oculaires.*

Nous avons déjà rencontré, sur des cachets précédents (voyez ci-dessus, n°s 65, 2, p. 18, et 78, a, 1, p. 21), *le collyre safrané*, auquel ici est donnée l'épithète *apalon*, ἁπαλόν, *tendre*, doux, suave, délicat, c'est-à-dire d'une action douce. Les collyres ou onguents qui agissent sans produire des symptômes d'irritation, tels que rougeur du blanc des yeux, larmoiement, douleur, etc., sont souvent appelés chez les auteurs grecs ἄδηκτα (Galen. *comp. sec. loc.* IV, 1, K. XII, 699), *non mordants*, plus rarement ἁπαλά (Aëtius II, 3, c. 15 et 60), *tenera*, et τρυφερά (Galen. *ibid.* IV, 8, 757, 758, 769), *delicata*. Sur les pierres sigillaires, cette catégorie est d'ordinaire désignée par le mot *lene* (voyez ci-dessus, n° 54, 2, p. 43). La catégorie opposée portait le nom δριμέα (Galen. *ibid.* IV, 1, p. 700), auquel, sur les cachets d'oculistes, correspond l'adjectif *acre* (*mordant, âcre*).

Le mot ἁπαλόν, *apalon*, composé avec un nom de collyre, ne se rencontre sur aucune autre pierre sigillaire, ni, à ma connaissance, chez aucun auteur ancien. Néanmoins, formé d'après les lois de la langue grecque, il n'a rien en soi qui le fasse repousser. Nous devons donc l'admettre, en l'expliquant : *collyre safrané d'une action douce.*

M. Simpson, à l'époque où il me communiquait l'empreinte, regardait le mot APAL⁰ comme l'abrégé de *a palatio*, et comme un titre de l'oculiste Vallatinus : élève de l'école du mont Palatin (1). Selon le savant professeur, une école médicale aurait été fondée sous les empereurs sur cette colline ou dans le Palatium même; mais il n'a pu me donner aucun détail sur cette école, ni citer les autorités sur lesquelles il se fondait. De longues recherches que j'ai faites pour découvrir dans l'antiquité classique des traces, soit de cette école, soit d'une charge du palais ayant pour titre *medicus a Palatio*, comme équivalent du mot *medicus palatinus*, n'ont eu qu'un résultat négatif. Aelius Lampridius (*in Alex. Severo*, c. 41) est le seul auteur qui nous ait conservé ce titre; il dit que de son temps il y avait huit *medici palatini;* mais ni lui ni aucun autre écrivain de l'antiquité ne les appelle *medici a Palatio*.

(1) Dans sa publication (*loc. cit.*, p. 45), M. Simpson a passé sous silence ce titre, et donné du mot *apalocrocodes* la même explication que moi.

Si l'on veut maintenir la leçon *a Palatio,* on pourrait aussi songer aux pharmacopoles, qui tenaient boutique le long du mont Palatin, et voir dans notre Vallatinus un oculiste vendeur de collyres, qui se faisait gloire d'avoir son établissement principal dans un quartier de Rome célèbre pour ses pharmaciens. Mais cette leçon aussi et son explication me semblent sous tous les rapports inférieures à celles données ci-dessus; je crois donc qu'on ne peut refuser le droit de cité au mot *apalocrocodes*. M. Simpson alléguait en faveur de la leçon *a Palatio* le mot APAL^{O}, terminé par un o plus petit et placé au-dessus de la ligne. Mais dans CR^{o}CODES la même lettre, d'une dimension moitié moindre, se trouve au milieu du mot, bien qu'abaissée au-dessous de l'R qui précède. La petitesse de ces lettres s'explique par leur position vers la fin de la tranche du cachet, et par la nécessité où était le graveur de resserrer les caractères à cause de l'espace limité. On trouve d'ailleurs dans d'autres cachets (par exemple n° 73, 3, p. 56, et n° 75, 2, p. 74) des caractères plus petits entremêlés aux autres ou même élevés au-dessus d'eux, et toujours dans des circonstances semblables, à savoir quand l'artiste manquait de place (1).

Diathesis pour *DiathesES*, par une erreur du graveur. Pour l'explication de ce mot, voyez n° 73, 2, p. 57.

N° 22. *Lapis Bathoniensis.* — Pierre de Bath.

A côté des deux pierres précédentes, publiées et expliquées par M. Simpson et par moi, s'en placent très naturellement deux autres trouvées en Angleterre il y a longtemps, mal expliquées par R. Gough (*Archæologia*, London, t. IX, 1789, in-4°, p. 227), et dont M. Simpson s'est occupé dans son mémoire. Ce sont les n°s 22 et 23.

Le premier des cachets d'oculistes publiés par R. Gough (*loc. cit.*, p. 228, I), trouvé à Bath en 1731, est perforé

(1) La leçon *a Palatio* a été évidemment abandonnée par M. Simpson, puisque, cédant probablement aux raisons que je lui donnai de vive voix, en 1850, il a adopté la leçon *apalocrocodes,* que je défendais alors.

(*perforated*) comme l'un des nôtres (n° 72, p. 51), probablement parce qu'on a voulu l'adapter à quelque usage domestique. Ses inscriptions, gravées, en partie en caractères grossiers et difficiles à lire, par un artiste inhabile et peu familiarisé avec les lettres latines, fourmillent de fautes de gravure et de transcription si exorbitantes, qu'il n'y a pas moyen de rétablir exactement les leçons primitives. M. Simpson (*loc. cit.*, n° XV, march 1851, p. 236) en a donné une explication, dans laquelle il me semble s'être trop éloigné des lettres qu'offrent les inscriptions, et des expressions qu'on trouve d'ordinaire sur les cachets d'oculistes. J'essaierai d'être plus heureux, en me tenant, pour mes conjectures, dans les limites des collyres déjà nommés sur les pierres sigillaires d'oculistes ou dans les écrits des médecins anciens.

1. T. IVNIANITHALASEROS ADCLARITATEM.

2. T. IVNIANIHOFSVMA∂ρV ECVMODELICTA A MEDICIS.

3. T. IVNIANI DITXM AD VETERES CICATRICES.

4. T. IVNIANI CRSOMAEL INM AD CLARITATEM.

1. T*iti* IVNIANI THALASSEROS AD CLARITATEM. — *Collyre marin*, c'est-à-dire couleur d'eau de mer, *de Titus Junianus, pour la clarté de la vue.*

On lit chez Tôchon (p. 60, n° 1, 4) : M. VLPI HERACLETIS TALASSEROS; et (p. 64, 11, 3) : L. SACCI MENANDRI THALASSEROS DELAC*rymatorium*.

Le collyre *thalasseros* (θαλασσερός, Galien) ou *thalasseron* (θαλασσερόν, Aëtius) tirait son nom de la couleur d'eau de mer (*thalassa*, la mer), c'est-à-dire de sa couleur bleuâtre ou verdâtre. Galien (*Comp. med. sec. loc.* IV, 8, K. XII, 781) nomme parmi ses ingrédients l'indigo (μέλαν Ἰνδικόν), et Aëtius le vert-de-gris, bien qu'il semble, pour le reste, avoir textuellement copié le passage de Galien. L'un et l'autre appellent ce collyre « thalasserum d'Hermophile contre... toute espèce d'amblyopie (Ἑρμοφίλου θαλασσερὸς....

πρὸς πᾶσαν ἀμβλυωπίαν), ce qui explique parfaitement les mots de l'inscription romaine : *ad claritatem*, ici, de même que n° 69, 1, 2, p. 22-25 et n° 54, I, 3, 4, p. 39.

2. T*iti* IVNIANI OP*obal*SAMA*tvm* STAC*t*VM DELAC*rymat*O-R*i*VM AD CIC*atrices*. — *Collyre stactum* ou *stacton*, c'est-à-dire à instiller, *de Titus Junianus, contre les cicatrices de la cornée, préparé avec du baume de Judée et propre à faire couler les larmes*, ou : *à provoquer le larmoiement*.

Ici ma leçon, en apparence, s'éloigne tellement des lettres de la pierre, qu'il est de toute nécessité que je place les mots du cachet un à un à côté de ceux de ma restitution.

Mais, auparavant, je prie d'examiner les inscriptions suivantes :

Q. IVN*ii* TAVRI STAC
TVM DELACRIM*atorium*. (Tôchon, p. 70, n° 26, 1.)

C'est ainsi qu'il faut lire, et non *de lacrymis*, comme le veut Grivaud (*Mémoires de l'Académie celtique*, t. IV, 1809, p. 136).

Collyre stactum ou *stacton*, *de Quintus Junius Taurus, propre à faire couler les larmes.*

L. SACCI MENANDRI MELINVM DELAC*rymatorivm*. L. S. M. THALASSEROS DELAC*rymatorium*. (Tôchon, p. 64, n° 11, 2, 3.)

Collyre jaune de Lucius Saccus Menander, propre à exciter le flux des larmes; collyre marin de L. S. M., excitant le larmoiement.

Ayant observé qu'un abondant flux de larmes, dans certaines affections oculaires, soulageait beaucoup les malades et éclaircissait la vue, les anciens employaient beaucoup les collyres qui excitent le larmoiement, et qu'ils appelaient pour cela *delacrymatoria*, traduction du mot grec ἀποδακρυτικά (*Galen. in Hippocr. de humorib.* I, 12, K. XVI, p. 148). Marcel l'Empirique (c. VIII, ed. Cornar. p. 72, l. 9 d'en bas) donne la formule d'un « *collyrium liquidum delacrymatorium*, » dans lequel entrait de l'opobalsame, absolument ce que Junianus offre sous le nom de *opobalsamatum stactum delacrymatorium.* « Oculos (collyrio) superlines, ut modicum ingrediatur eos, et delacryment » (Marc. Empir. VIII, p. 63). « Medicamentum suffricatur in oculo ad delacrymationem » (*ibid.* p. 64). « Capnos fruticosa claritatem facit inunctis oculis, delacrymationemque ceu fumus. » (Plin. H. N. XXV, 99, où Ajasson a, à tort, traduit : « mais elle excite les larmes ; » il fallait dire : « et elle .... ; » car le larmoiement devait être provoqué, comme salutaire, par les moyens destinés à éclaircir la vue.) Pline se sert du même mot dans d'autres passages.

Quant au *stactum*, nous avons déjà vu (n° 69, 1, 2, p. 22-25), qu'on l'appelait souvent *opobalsamatum*, c'est-à-dire : avec addition de baume de la Mecque.

Examinons maintenant un à un les mots de l'inscription et ceux de nos restitutions, en plaçant les uns sous les autres.

T. IVNIANI HOF SVMA ∂ρ V
Je lis : T. IVNIANI OP*obal* SAMA*tum* S T

EC VM ODELIC TA AM EDI CIS
AC*t*VM DELAC*ryma* TO*ri*VM AD CI*Catrices*.

Dans la première ligne, l'*h* peut être l'initiale du surnom de l'oculiste, ou un trait mal déchiffré d'une des lettres suivantes. Le v de *svma* est un *a* renversé, de même que, plus loin, le dernier *a* de *delacrymatorivm* est un v renversé par le graveur. A la fin de la première ligne, le ∂ suivi d'un ρ grec est un s mal fait par l'oculiste et mal transcrit par le graveur. Le v qui suit, très penché, comme un v incliné à droite ou un L incliné à gauche, est un T mal déchiffré par le graveur. Ici encore, d'après la remarque que j'ai faite (n° 69, p. 24), le mot *stactum* est coupé en deux et sa seconde moitié renvoyée en tête de la seconde ligne, comme dans la plupart des inscriptions où il est nommé. *Ad cicatrices* termine un grand nombre d'inscriptions, comme, par exemple, n° 78, *a*, 2, p. 21, et chez Tôchon, les n°s 10, 1 ; 15, 3; 18 ; 21, 3; 25, 4 ; 29, 2. Nous lisons d'ailleurs sur le n° 37 (ci-dessous, 91, p. 102) : S. P. SOLEMNIS STACTVM OPOBALS*amatvm* AD CI*catrices*, absolument comme ici. ED pour ET se trouve dans le n° 19, 3, de Tôchon : *ad caligines* ED *scabritias*. Ici il a été mis pour AD.

En tenant compte à la fois de l'ignorance du graveur, et peut-être aussi de l'oculiste lui-même, de l'état de détérioration de la pierre (elle était *perforée*, selon Gough), des caractères mal faits de ses inscriptions, de leur transcription incorrecte, et du moule en plâtre, « *fort défectueux*, » selon M. Simpson (*loc. cit.*), qu'en possède le Musée britannique, on ne regardera probablement pas comme trop téméraires mes restitutions, qui donnent à la légende un sens et une tournure analogues à ceux des monuments épigraphiques semblables les mieux conservés.

Il nous reste à examiner l'explication que M. Simpson (*loc. cit.*, p. 240) a donnée de la même inscription. La voici :

T. JUNIANI PHŒBUM AD LV
ECOMA DELICTA A MEDICIS.

A cette leçon il y a à objecter : 1° elle s'éloigne, beaucoup plus que la mienne, et des lettres du fac simile, et de la teneur ordinaire des légendes des cachets d'oculistes; 2° le mot *phœbum* (φοῖβον, pur, chaste), M. Simpson est le premier à l'avouer, ne se trouve sur aucune pierre sigillaire d'oculiste, ni dans aucun auteur ancien, comme épithète d'un collyre, et offre à peine un sens; 3° aucun des mots *leucoma*, *delicta*, *a medicis*, ne se rencontre sur un cachet d'oculiste quelconque; 4° le mot *delicta* est rendu par M. Simpson « *esteemed* by physicians, » *estimé* par les médecins; il lit donc *dilecta*, *aimée*, ou *aimés*, ce qui ne s'accorde ni avec le *delicta* de l'inscription, ni avec le sexe du mot *phoebum*. Si l'on voulait traduire les mots *delicta a medicis* par « abandonnés par les médecins, » il y aurait à objecter, d'abord, que *delinquere*, dans le sens de *derelinquere, abandonner*, n'est pas latin ; de longues recherches que j'ai faites dans les auteurs romains ont entièrement corroboré ma première impression sur ce point; d'ailleurs le pluriel *delicta* forcerait au moins à lire LEUCOMA*ta;* de plus, les mots DELICTA AM contiennent très manifestement les éléments du mot DELAC*rymaTor*IVM, comme on ne peut pas non plus méconnaître dans EDICIS ceux de AD CI*catrices*, mots qui terminent bon nombre d'inscriptions de pierres d'oculistes, et surtout celle n° 37 (91), p. 102, déjà citée, si conforme à ma restitution.

Je m'en remets d'ailleurs avec une entière confiance, pour le choix définitif à faire entre nos deux leçons, au jugement de mon excellent et savant ami.

3. T. JUNIANI DITXM AD VETERES CICATRICES.

Le mot *ditxm* (1), indéchiffrable pour le graveur, a été figuré par lui en caractères grossiers et singuliers, dont on peut voir le fac simile chez Gough et M. Simpson. Il désigne sans doute un des collyres dont le nom est formé avec la préposition *dia*, et probablement le *diamysum ;* car *diamysus ad veteres cicatrices* se lit souvent sur les cachets d'oculistes, par exemple chez Tôchon, p. 64, n° 10, 1, et p. 69, n° 21, 3. Aussi M. Simpson (*loc. cit.*, p. 238) a-t-il adopté cette leçon.

4. T. JVNIANI CRSOMAEL
INM AD CLARITATEM.

Dans le mot MAELINM, le collyre MELINVM apparaît assez clairement. Les lettres CRSO peuvent cacher, soit le surnom de l'oculiste (chose peu probable, puisque l'inscription 1 ne laisse pas de place entre IVNIANI et THALASSEROS), soit les syllabes CHRYSO. Dans ce dernier cas, l'oculiste aurait

(1) C'est ainsi qu'écrit Gough, sans le V que M. Simpson a placé entre l'X et l'M.

surenchéri sur le nom *melinum*, collyre *jaune de coing* ou *jaune*, en offrant au public un collyre *chrysomelinum*, *jaune d'or*, de son invention; car un pareil collyre n'est mentionné ni par les médecins anciens, ni sur les cachets d'oculistes. Cette conjecture, que j'ai communiquée à M. Simpson, a été favorablement accueillie par lui (*loc. cit.*, p. 237). Le mot CERVSSOMAELINUM, qu'il propose néanmoins, n'est pas admissible; car il serait hybride, *melinum* étant grec, et *cerussa* (en grec *psimythion*, *psimithion* ou *psimythos*) latin.

D'après tout cela, il me paraît probable qu'il faut lire : *Titi* JVNIANI *chRy*SOMELINVM AD CLARITATEM, *collyre jaune d'or de Titus Junianus, propre à éclaircir la vue.*

N° 23 (autrefois 54). *Lapis Londinensis secundus.* — Seconde pierre de Londres.

Richard Gough (*Archæologia, or...., published by the Society of Antiquaries of London*, t. IX, 1789, p. 240, n° IV) a le premier publié les inscriptions de cette pierre, mais d'une manière très incomplète et défectueuse. M. Simpson (*Edinburgh Monthly Journal*, 1851, p. 245, n° VII) en a donné une transcription meilleure et une bonne explication; mais, guidé uniquement par la copie fournie par Gough, il n'a pu arriver à un résultat tout à fait satisfaisant. Peut-être serai-je plus heureux, grâce à une empreinte et à un croquis que M. Birch, l'un des conservateurs du Musée britannique, m'a envoyé par l'entremise de M. A. de Longpérier, aujourd'hui membre de l'Institut et conservateur des antiquités du Musée du Louvre, deux savants auprès desquels tout travailleur sérieux est sûr de trouver aide et encouragement.

Gough lisait :

1. L IVL IVENISD
   OBALSAMTV
2. SMYRNESBIS
   \ PETVEXOVO
3. E SECVNDI
   ATALBAS.

M. Simpson lit :

1. L JULIVENIS D
OPOBALSAMTU

2. . . . . . . ASMVRNESBIS
. . . . . . MPETUEXOVO

3. FSEKUNDI
ATALBAS.

Dans la pensée de M. Simpson, la seconde tranche devait donc être beaucoup plus longue que les autres et détériorée dans une grande étendue sur son extrémité gauche. On verra tout à l'heure qu'il n'en est rien.

Voici maintenant ce que nous apprennent le croquis de M. Birch et les empreintes qu'il a prises avec le plus grand soin :

La pierre, une des plus petites, mais la plus épaisse de toutes celles que je connais, et presque régulièrement quadrangulaire, est en schiste verdâtre, longue de 33 millimètres dans le sens de l'inscription 2, large de 31 millimètres dans le sens des inscriptions 1 et 3, et épaisse de 15 millimètres. Du côté du commencement de l'inscription 2, le bord de la tranche est légèrement écorné, mais de manière à n'altérer que la première moitié de la première lettre de chaque ligne. A part cette détérioration insignifiante, les inscriptions ont toute leur intégrité ; 1 et 2 sont gravées avec grand soin, entre deux lignes, en très belles lettres, mais sans intervalles ni points ; l'Y de 2 a la forme signalée dans les n°s 75, 1, p. 74 et 85, 4, p. 87, et l'E est accolé au dernier jambage de l'N. La quatrième tranche est vide. Il s'agit donc ici d'un cachet qui a eu successivement deux propriétaires (voyez les n°s 69, p. 24, 25 ; 66, p. 25 ; 90, p. 36), dont le premier n'est nommé qu'une seule fois pour deux collyres différents (comparez n° 95, p. 114). Le dernier, appelé Secundus, n'avait pour le moment qu'un seul collyre à offrir au public, ou voulait débiter les topiques de son prédécesseur avec une nouvelle destination, et ne trouva, pour la gravure, qu'un artiste anglo-saxon, inhabile et peu familiarisé avec les lettres romaines, auxquelles il a donné des formes irrégulières et bizarres, qui cependant ne laissent aucun doute sur leur signification. Un fac simile, que j'en donnerai dans ma monographie, en rendra mieux compte. — Je lis :

1. LIVLIVENISD
OBALSAMTV

2. ASMYRNESBIS
IPETVEXOVO

3. FSECVNDI
ATALBAS

1. *Lucii* IVL*ii* IV*v*ENIS *op*OBALSAM*a*TV*m*. — *Collyre de baume de la Mecque, de Lucius Julius Juvenis.*

Encore un affranchi de la famille Julienne, avec un surnom significatif, tiré de son jeune âge. Le D de la première ligne n'était probablement qu'un OP mal fait et abrégé, que le graveur a mal lu. Pour le *collyre de baume,* voyez les n°s 69, p. 23 et 37, 2, p. 102.

L'un des V de IVVENIS a été oublié ou supprimé. En général, dans les monuments épigraphiques, les lettres doubles ne sont souvent figurées qu'une seule fois. Cette circonstance pourrait bien infirmer ma leçon *J. Venalis* du n° 88 (p. 32), et lui faire préférer le nom *Juvenalis*. De même, dans l'inscription n° 66, 4, pp. 25 et 27, il faut lire PIENTI*s* (du nom PIENS, fréquent dans les inscriptions), et non PIENTI et *Pientus*.

M. Simpson lit et supplée : *Lucii* JUL*ii* IVENIS D*iapsoricum* OPOBALSAM*a*TUM *ad claritatem*; mais *Ivenis* n'est pas un nom latin; il n'y a dans la première ligne qu'un peu plus que la place pour le D; cette lettre n'est pas suivie d'un point, qui aurait pu être placé facilement pour indiquer l'abréviation ; la seconde ligne n'offre pas de trace de l'OP, que mon célèbre confrère y fait figurer en majuscules, ni des mots *ad claritatem* qu'il supplée, dans la pensée erronée qu'une moitié de la pierre et de ses inscriptions est détruite. Je crois donc pouvoir, sans présomption, regarder ma leçon comme la meilleure des deux et presque comme certaine.

2. *Di*ASMYRNES BIS *im*PETV EX OVO. — *Collyre de myrrhe, à employer deux fois, délayé dans du blanc d'œuf, pendant la plus grande violence* (ou : *pendant l'invasion* ou *la première attaque*) de l'ophthalmie.

Pour *impetus* et *ex ovo*, voyez les nos 67, 2, p. 29, 66, 3, 26, et 54, 2, p. 43.

M. Simpson, toujours dans la supposition de la destruction de presque une moitié de la pierre, lit et supplée : *Lucii Iulii* IV*enis* DIASMYRNES BIS L*ippitudinis* IMPETU EX OVO. Mais cette tranche de la pierre n'a que tout juste la place pour les inscriptions telles que nous les donnons ; son bord de droite se termine nettement par une ligne verticale, et celui de gauche, qui commence par la seconde moitié de l'A, et, dans la seconde ligne, par le dernier jambage de l'M, est écorné de manière à avoir pu donner place aux seules syllabes DIA et IM ; car l'inscription a 30 millimètres de long, c'est-à-dire trois millimètres seulement de moins que la plus grande longueur du côté correspondant de la pierre. Si j'insiste sur ces particularités, qui pourront paraître insignifiantes, c'est que cette inscription a une très grande importance, par le mot *bis* qu'elle offre seule, et dont j'ai à m'occuper maintenant.

Il a un sens tout autre que dans le collyre *bis punctum* (n° 88, 2, p. 33), et signifie que le topique doit être employé deux fois, soit dans le cours de toute la maladie, soit, ce qui est plus ordinairement le cas, deux fois par jour pendant toute la période indiquée de l'affection ; ainsi, ici, pendant toute la durée de l'*impetus*, c'est-à-dire de l'invasion, de l'attaque récente, de la plus grande violence de l'ophthalmie, enfin, de son *acme* (ἀκμή), comme disaient les anciens, de son acuïté, comme nous disons aujourd'hui.

Les anciens, en ordonnant des collyres, prescrivaient souvent très minutieusement combien de fois on devait les employer. Nous avons déjà lu (n° 54, 2, p. 12, 14) : AD EPIPHORAS EX OVO TER, *contre les larmoiements, à délayer dans du blanc d'œuf et à employer trois fois*. Juvenis veut que son collyre soit employé deux fois. On verra, en comparant ce que nous avons dit sur les mots *monemerum* et *authemerum* (n° 92, 1, ci-dessous, p. 106, et dans les citations suivantes des médecins de l'antiquité), qu'il y a conformité entre leur pratique et les indications fournies par les cachets d'oculistes, et que les termes *une fois, deux fois, trois fois*, d'après les circonstances, signifient tantôt : une, deux ou trois applications du moyen, *dans tout le cours de la maladie, ou dans la période indiquée*, tantôt et plus souvent : une seule, deux ou trois applications *par jour*. Je ne réunis ici que les passages principaux, qui jettent une clarté suffisante sur ces expressions : « Collyrium quod *semel* (*une fois pour toutes*) inunctum plurium dierum effectum præstat. » (Scribonius Largus, *compos. medic.*, IV, 35 ; copié, avec la substitution de *plurimis diebus* pour *plurium dierum*, par Marcell. Empir. c. VIII, p. 59.) — « Collyrium nomine monemeron (1), facit ad impetus lippitudinis ex ovo inunctum :... lippientem cum *bis aut ter* inunxeris *eadem die*, jube bis lavari. » (Marc. Emp p. 72.) — « Employez ce collyre *deux fois par jour*, et, s'il y a urgence, *trois fois* ; χρῶ δὲ δὶς τῆς ἡμέρας, εἰ δὲ ἐπείγοι, τρίς. » (Paul. Aegin. III, 22, ed. Basil., p. 75, lin. 38.)

3. F. SECVNDI AT ALBAS [cicatrices]. — *Collyre de F. Secundus contre les* cicatrices *blanches*, c'est-à-dire contre les albugos ou leucomes.

Secvndi, écrit avec un K par M. Simpson, a dans mon empreinte un C non arrondi, mais angulaire, comme un E dont les barres transversales seraient raccourcies, et dont la petite ligne transversale du milieu manquerait. *At*,

(1) Il l'appelle *monemerum*, p. 54.

pour *Ad*, se trouve aussi chez Tôchon, n° 19, 4, p. 68 : *at aspritudines*, et ci-dessous, n° 87, 2, p. 93. Comparez aussi ci-dessus, n° 71, 3, p. 50. Mon explication : AD ALBAS *cicatrices*, a été approuvée et adoptée par M. Simpson (*loc. cit.*, p. 247); c'est la traduction du mot grec *leucoma*, que les auteurs latins ont rendu par *albugo*, termes conservés par l'ophthalmologie moderne.

Nos 75-78. *Lapides Remenses secundus — quintus.* Deuxième à cinquième pierres de Reims.

Du 25 au 28 septembre 1854, M. Duquénelle, pharmacien à Reims, trouva dans des fouilles, pratiquées dans deux endroits différents de cette ville, deux nouvelles pierres sigillaires d'oculistes romains, accompagnées de nombreux bâtonnets carrés, formés avec la substance même des collyres antiques, parmi lesquels un grand nombre portaient encore très-lisiblement leurs inscriptions. Ces empreintes pourtant n'étaient pas celles des deux pierres que nous allons décrire, mais celles d'une troisième et peut-être même d'une quatrième. Dans le même endroit, avec une partie de ces objets et probablement dans la même boîte, dont des fragments, le fermoir et le cadenas à clef-bague, furent trouvés pendant la même fouille, on rencontra trois médailles d'Antonin et un très-grand nombre d'instruments chirurgicaux en bronze, plus spécialement applicables aux maladies des yeux, tels que des scalpels, des spatules, des érignes, des pinces, d'un travail en général assez élégant, objets que M. Duquénelle se propose de faire connaître ultérieurement et en détail (1). J'ai surtout dirigé son attention sur deux de ces instruments. Le premier est un scalpel (ou une spatule, car l'oxydation ayant fortement attaqué les tranchants, on ne peut plus distinguer ceux qui étaient aigus de ceux qui étaient mousses),

(1) S'il l'a fait, et s'il a publié les pierres 75-78, il ne m'en a pas donné connaissance.

recourbé sous un angle droit à son extrémité, comme s'il avait dû servir de rugine, et dont l'autre extrémité porte une érigne. M. Duquénelle m'a communiqué ces objets à la fin d'octobre, et les a très-obligeamment laissés entre mes mains, pendant le temps nécessaire pour leur examen. Le second instrument est exactement la pince à griffe de Vidal (de Cassis), c'est-à-dire une pince dont l'extrémité antérieure de chaque branche est très-large et dentelée en scie, ou présente une série de dents très-fortes, qui s'engrènent les unes dans les autres, et forment ainsi des mors capables de saisir sur une large surface et très-solidement. Cette pince a de très-grands avantages pour la pratique ophthalmologique, et m'a rendu des services réels; aussi l'ai-je figurée dans mon *Iconographie ophthalmologique*, pl. LXIX, fig. 9. Cet instrument, trouvé au milieu de monuments de l'antiquité enfouis depuis tant de siècles, et absolument tel que l'a imaginé de nos jours un chirurgien distingué, trop tôt enlevé à la science, prouve, une fois de plus, combien il est facile et naturel que la même idée puisse se présenter identiquement à deux esprits, sans que l'un ait eu connaissance de l'invention de l'autre.

Quant à la trousse, comparez ce qui est dit n° 91, p. 6, et ci-dessous, 91, *complément*, p. 100.

75. *Lapis Remensis secundus.* — Deuxième pierre de Reims.

Serpentine verte d'une pâte un peu schisteuse, de 48 millimètres de longueur, 22 millimètres de largeur, 9 millimètres d'épaisseur, et offrant aux angles des cassures superficielles. Les tranches latérales n'ont pas d'inscription; l'une d'elles porte deux lignes parallèles, tracées au burin au milieu entre les deux bords, comme si l'on avait voulu y graver une nouvelle inscription en caractères plus petits. Le successeur de Plotinus avait probablement été sur le point de faire inscrire sur cette tranche, par un autre graveur, le nom d'un collyre qu'il ajoutait à celui de son prédécesseur. (Comparez n° 69, 2, p. 24 et n° 66, 2, p. 26.)

1. RVPLOTINIDIAS
MYRNPOSTMPET.

2. CRVPLOTINIDIA
FSoRoBoBADCLAoC.

Caii RVbrii PLOTINI DIASMYRNes POST iMPETvm. — *Collyre de myrrhe de Cajus Rubrius Plotinus, à employer quand la plus grande violence de l'ophthalmie est déjà passée.*

Pour l'explication de ce collyre et de son emploi, voyez n° 67, 2, p. 29.

Le nom de famille reste incertain. Plusieurs familles romaines commencent le leur par les lettres RU ; celui de *Rubrius* semble se trouver le plus souvent dans les inscriptions, et après lui, celui de *Rufius*.

Toutes les lettres de cette inscription sont égales, hautes de 2 millim. et uniformément distancées, sans interposition de points. L'Y, ici comme sur plusieurs autres pierres (n° 71, 1, p. 49; 85, 4, p. 87; 23, 2, p. 68), a une forme particulière : sa partie supérieure dépasse la hauteur des autres lettres et se compose de deux traits allongés, l'un concave à gauche, l'autre convexe à droite.

2. *caii* RVbriiPLOTINI DIAFSOR*icum* OBOB*alsamatvm* AD CLA*ritatem* O*culorum*. — *Collyre diapsoricum au baume de Judée, de C. Rubr. Plotinus, pour la clarté des yeux.*

Le C qui commence la première ligne, ainsi que l'F de la seconde que le graveur a mis pour un P, sont un peu endommagés par une cassure superficielle, qui cependant ne les rend nullement douteux ; la base du jambage de l'F manque seule. Dans AD, le D est appliqué contre le jambage de l'A. Les lettres de cette inscription ont trois millim. de haut, à l'exception de tous les O, qui sont de moitié plus petits et placés entre les autres lettres, au milieu de leur hauteur. Pour oP*obalsamatum*, le graveur a mis oB*obalsamatum*. On voit combien les fautes d'orthographe sont fréquentes dans les cachets d'oculistes. Le collyre *diapsoricum*, surtout, a été le sujet de nombreuses erreurs. Écrit *dia*F*soricum* ici, il est devenu *dia*B*soricum* dans la pierre n° 5 de Tôchon, *diapsA* dans le n° 3, et *diaPHoricum* dans le n° 11 du même auteur.

L'inscription d'un autre cachet (N° 74, *a*), publié par M. Simpson (*Edinburgh Monthly Medical Journal, Niew Series*, n° XIII, January 1851, p. 47, N° III), se termine, presque de la même manière, par les mots CLOC :

COLLYRPCLOC.

M. Simpson le lit : COLLYR*ium* POS*t* CAL*iginem* OC*ulorum*. M'appuyant sur la seconde inscription du cachet de Plotinus, je pense qu'il faut le lire ainsi : COLLYR*ium* P*ro* CL*aritate* OC*ulorum*, *collyre pour la clarté des yeux*. *Pro* se trouve ici exceptionnellement pour *ad*, comme *contra* sur le n° 70, p. 31. *Post caliginem*, pour *ad*, n'est conforme ni aux inscriptions des cachets d'oculistes, ni au langage des auteurs médicaux latins. Enfin, notre n° 92, 2, p. 106, se termine par les mots AD CLAR*itatem* OCVL*orum*, qui constituent le commentaire le plus explicite des abréviations AD CLAOC et PCLOC.

76. *Lapis Remensis tertius.*—Troisième pierre de Reims.

Cette pierre, acquise de M. Duquénelle par le Muséum de Saint-Germain en Laye, où elle porte le n° 850, m'a été confiée, en mars 1866, par le conservateur, M. Rossignol. J'en ai rectifié les inscriptions et les mesures, et pris une nouvelle empreinte.

C'est une serpentine assez compacte, formant un carré irrégulier de 50 millim. de long et de 18 à 20 millim. de large. Sa tranche, épaisse de 6 millim., est taillée en biseau. Elle ne porte qu'une seule inscription, dont les lettres sont hautes de 4 millim. Un des côtés a l'air d'être gratté.

GFIRMSEVERDIASMY.

G*aii* FIRM*ii* SEVER*i* DIASMY*rnes*. — *Collyre de Myrrhe de Gaius Firmius Severus.*

Gaius, autre orthographe de Caius. Le *Diasmyrnes* a été expliqué n° 67, 2, p. 29. Les noms de famille *Firmius* et *Firmia* se trouvent chez Gruter.

N°s 77 et 78. *Lapides Remenses quartus et quintus.* — Quatrième et cinquième pierres de Reims.

Ces deux numéros sont, pour l'étude des cachets d'oculistes, d'une plus haute importance que tous les autres, bien qu'ils ne se rapportent pas à des pierres, mais seulement à leurs empreintes imprimées sur les collyres mêmes. Ce sont de petits pains ou bâtonnets, d'une dureté presque pierreuse, de la forme d'une petite règle carrée comprimée de haut en bas, larges de 6 à 8 millimètres sur la face qui porte les inscriptions et la face opposée, plus étroits sur les deux autres côtés, et d'une longueur que, dans les exemplaires qui m'ont été communiqués, je n'ai pu déterminer, par la raison qu'ils sont plus ou moins cassés, mais qui, comme j'ai pu voir sur quelques bâtonnets dont les bouts étaient bien conservés, ne dépassait pas de beaucoup la longueur des inscriptions et était à peu près celle des tranches des pierres sigillaires, telle que nous la connaissons déjà. Sur leur côté supérieur, ils portent empreintes, en *lettres droites*, non renversées, des inscriptions analogues à celles que jusqu'ici l'on n'avait trouvé qu'en *caractères renversés* sur les tranches des cachets d'oculistes. Il ne reste pas de doute sur leur nature : ce sont les collyres eux-mêmes, façonnés en bâtonnets, petits pains ou tablettes allongées quadrangulaires, empreints ou estampillés, à leur face supérieure, de leur nom usuel, de leur mode d'emploi et du nom du vendeur. Durcis par l'action du temps, ils sont devenus méconnaissables quant à leur composition chimique exacte. Pourtant l'analyse est arrivée à en indiquer approximativement les éléments chimiques, et nous aurait probablement mieux éclairés sur leur nature pharmaceutique si, au lieu de les mélanger avant de les décomposer, on les avait triés d'après les noms indiqués dans leurs inscriptions, pour analyser isolément chaque espèce de collyre.

Je reproduis ici cette analyse, d'après un extrait que la

Gazette médicale de Paris (1864, n° 3, 13 janvier) a donné d'un article de MM. *Ernest Baudrimont* et *Duquénelle*, pharmacien, à Reims, inséré dans le *Journal de Pharmacie et de Chimie*, janvier à juillet 1863.

« Il y a quelques années, on découvrit à Reims, au milieu de débris d'origine romaine, une collection de dix-huit instruments de chirurgie, datant de l'époque reculée de l'occupation des Gaules par les Romains. Elle se composait de pinces de plusieurs formes, de spatules, de scalpels, d'érignes simples et doubles, et d'une petite balance dite romaine, parfaitement intacte. Tous ces instruments sont en bronze dans la totalité de leurs parties, aussi bien leurs manches que les lames des scalpels, qui sont très-aiguës. Le tout formait sans doute une trousse de médecin-oculiste, car on a trouvé, au même endroit, des fragments de collyres secs (40 grammes environ), ainsi qu'un cachet d'oculiste. Malheureusement, les inscriptions en relief de ces collyres étaient trop altérées pour qu'on pût les comparer aux légendes du cachet.

» Les collyres sont en petits pains allongés, rétrécis aux extrémités ; les uns sont d'un brun foncé, les autres ont une couleur rouge brique. MM. Baudrimont et Duquénelle en ont soumis quelques débris à l'analyse chimique.

» Le collyre brun, réduit en poudre, et successivement traité par l'eau, l'alcool et l'éther, n'a rien cédé à aucun de ces dissolvants. L'eau bouillante même est restée parfaitement pure, et le tannin n'y a pas indiqué la présence de gélatine ou de gomme.

» Ce collyre, réduit en poudre et exposé sur une lame de platine à la chaleur de la lampe à alcool, a rapidement pris feu bien avant le rouge sombre. Il est donc probable que la substance organique qui avait servi à alimenter (1) les produits minéraux du collyre, avait subi une sorte d'éré-

(1) Ce mot est, sans doute, une faute typographique, pour : *cimenter*.
SICHEL.

macausie, c'est-à-dire de pourriture sèche, déterminée par le séjour prolongé de la matière dans le sol. C'est ce que paraît encore prouver l'action de l'acide chlorhydrique bouillant, qui a dissous la partie minérale, en laissant un dépôt noirâtre de matière ulmique.

» On a reconnu facilement que cette dernière était azotée, car elle a dégagé une assez forte proportion d'ammoniaque, sous l'influence de la potasse en fusion.

» Le résidu de l'incinération a été traité par l'acide chlorhydrique étendu. Il y a eu effervescence, ce qui a indiqué la présence d'un carbonate.

» A l'aide de l'ébullition, la matière s'est en partie dissoute, laissant un faible résidu blanc, formé par de la silice.

» La liqueur acide a déposé, par le refroidissement, des cristaux blancs, brillants, qui n'étaient autre chose que du chlorure de plomb.

» Après avoir converti tout le plomb en sulfate, qu'on isola par le filtre, de l'ammoniaque fut versée en excès dans le liquide restant. Il se fit un précipité brun d'oxyde de fer, nageant dans une liqueur d'un beau bleu céleste, indice de la présence du cuivre.

» Ayant recueilli à part l'oxyde de fer, le cuivre fut à son tour éliminé par l'hydrogène sulfuré ; puis on put constater enfin, dans le liquide qui avait subi ces traitements successifs, une certaine quantité d'un sel de chaux, dont la base fut précipitée par l'oxalate d'ammoniaque.

» L'analyse quantitative donna les résultats suivants :

Matière organique. . . .	33,33
Silice	4,00
Peroxyde de fer	16,00
Oxyde noir de cuivre. . .	4,32
Oxyde de plomb	23,00
Carbonate de chaux . . .	17,66
Perte. . . . . . , . .	1,69
	100,00

» Quant au collyre rouge, il a offert les mêmes éléments de composition que le précédent, à cela près qu'il était plus riche en fer et surtout en plomb, tandis qu'il ne contenait que de très-minimes proportions de cuivre.

» On remarque en définitive, dans ces collyres, la présence du plomb en proportion très-forte, celle du fer et du mercure (1), en un mot, des astringents qu'aujourd'hui encore on emploie très-fréquemment dans le traitement des maladies des yeux. Seulement, il n'a pas été possible de reconnaître sous quelle forme ces corps entraient dans la composition du collyre. »

Nous verrons plus loin si l'analyse chimique moderne nous éclaire sur quelques points de la nature des ingrédients, du moins de ceux tirés du règne minéral, qui entraient dans la composition des collyres des anciens.

N° 77. *Lapis Remensis quartus.* — Quatrième pierre de Reims.

1. *a.*	I DIAL VADA	1. *b.*	DIAL NADA
2. *a.*	IARCELL IVMADCI	2. *b.*	CELLINI MADCIC.

1. *a. b.* Cette double reproduction de la terminaison de la même inscription est prise sur deux fragments différents de bâtonnets du même collyre, ayant tous les deux leur cassure à gauche, et hauts le premier de 5 millimètres et demi, le second de 7 millimètres, mais évidemment aplati, écrasé sous le poids des masses sous lesquelles il était enfoui. A l'extrémité droite de ces fragments, on reconnaît une espèce de rainure, due au bord de la tranche et entourant les lettres, qui sont hautes d'environ 2 millimètres et bien faites. Dans la seconde ligne, le D est appliqué contre le jambage de l'A. La première lettre de la seconde

(1) Ce mot ne peut être qu'une faute typographique pour : cuivre.

SICHEL.

ligne ressemble à un v dans la première transcription, où, très-rapprochée de la cassure, elle a perdu son premier jambage, tandis qu'elle est un N complet et bien formé dans la seconde, où elle est plus éloignée du bord cassé.

C'est un peu arbitrairement que je réunis ces deux inscriptions à celle du bâtonnet n° 2; car rien ne prouve que le nom propre de celui-ci ait aussi existé sur le n° 1.

Je lis la première inscription :

1. *Marcellini*DIAL
*epidio*NADA*spritudines*.

Collyre dialepidion de Marcellinus, contre les granulations des paupières ou trachômes (voyez n° 91, 3, 4, p. 12, 13). *Dialepidion*, avec une désinence grecque, pour *dialepidium*. *Dialepidos ad aspritudines* se lit sur la pierre n° 8, p. 63, de Tôchon. On pourrait aussi lire : DIAL*ibano*N AD A*spritudines*, *collyre d'encens contre les granulations*. Le collyre *dialibanon*, *dialibanum* (διὰ λιβάνου, διαλιβανόν), *thurinum* ou *turinum* (Sichel, *cinq cachets*, p. 15,2) était d'un usage très répandu.

Le collyre *dialepidos* peut rendre compte du cuivre trouvé par l'analyse, le *dialibanon* du cuivre et du plomb; car celui-ci contenait, d'après Celse (VI, 6, 13), « *æris combusti* part. 1, » d'après Marcellus Empiricus (c. VIII, ed. Basil., p. 72), en outre, « *cerussæ* part. XII. » Pourtant l'incertitude des leçons des empreintes empêche toute conclusion positive.

2. Je lis ainsi cette inscription :

MARCEL*lini dial*
*epid*IVM AD CI*catrices*,

Collyre de squamme d'airain, de Marcellinus, contre les cicatrices de la cornée.

La pierre n° 25 de Tôchon porte : DIALEP*idium* AD CICATRI*ces*. Pour ces derniers mots, voyez n° 78, a, 1, 2, p. 21. Le collyre de *squamme de cuivre* explique l'oxyde de cuivre que l'analyse a trouvé, ainsi que le zinc et le fer; car, d'après Marcellus Empiricus (p. 72), le *dialepidos* contenait aussi : « *cadmiæ* (oxyde de zinc) part. 1 et dimidiam, *hæmatitidos* (sanguine ou minerai d'oxyde de fer rouge) part. 1. » Le temps me manquant en ce moment pour des recherches plus approfondies, les noms modernes, par lesquels je rends les ingrédients essentiels de ces collyres, ne sont qu'approximatifs; mais on voit qu'une analyse chimique des petits pains, classés d'après leurs inscriptions, dans le cas où l'on en trouverait d'autres et en quantité suffisante, pourrait mener à une détermination plus exacte.

Marcellinus était probablement le même oculiste que nous avons déjà rencontré. (Voyez nº 64, p. 16, 17.)

Les petites tablettes des collyres nºs 77 et 78 prouvent, sans conteste, que l'usage le plus ordinaire des oculistes romains était d'imprimer leur cachet ou estampille sur la matière même des collyres qui, chez les anciens, étaient des pommades ou onguents semblables à une pâte assez consistante, mais molle à l'état frais. Les termes dans lesquels les anciens parlent de leurs collyres, viennent à l'appui de ce que prouve l'inspection de ceux qui ont été trouvés à l'état de dessiccation à Reims. Scribonius Largus et Marcel l'Empirique se servent des mots : *fingere collyria*, façonner, modeler les collyres, leur donner une forme. Pour y arriver, on y mêlait même quelquefois de l'amidon ou d'autres substances semblables : *Amylum autem, quum jam fingendum erit collyrium, adjicietur.* » (Scrib. Larg., III, 27). Galien (*comp. med. sec. loc.* IV, 8, Kühn XII, p. 773) donne la formule du « collyre *crocodes* d'Antigone, *portant l'inscription leontarium* (c'est-à-dire *lionceau*), parce que c'était là la figure gravée (le cachet) dont on l'estampillait (λεοντάριον ἐπιγραφόμενον, ἐπειδή περ γλύμματι τούτῳ ἐσφραγίζετο). »

Exceptionnellement, l'inscription était empreinte sur le dessus de la masse du collyre, dans la région de l'ouverture du vase dans lequel on l'avait coulé, ou sur la cire avec laquelle on avait fermé ce vase; c'est ce que plusieurs circonstances permettent de conclure : 1° la forme ronde de la pierre n° 28, *a*, publiée par M. Simpson (*Edinburgh Monthly Med. Journal*, 1851, March, p. 248, n° IX), à moins que celle-ci n'ait servi à estampiller le bout d'un gros bâton cylindrique de collyre ; 2° les boîtes à collyres dont parlent les anciens (« *collyrium pyxide cuprea conditum et repositum sub signaculo*, c'est-à-dire conservé sous cachet, » Marcell. Empiric. VIII, p. 63; voyez aussi pour le *pyxinon* le n° 65, 4, p. 19); 3° les considérations auxquelles se prête la figure 3 de la planche 4 de Rever (*Ruines de Lillebonne*, 1821), mais que le temps et l'espace me forcent d'ajourner.

Enfin, un troisième mode d'emploi de ces pierres sigillaires était de faire une empreinte dans la pâte encore molle de vases plus grands, en terre de potier, dans lesquels les oculistes conservaient la provision de leurs collyres. Walch (*Antiquitates medicæ selectæ, Jenæ*, 1772, p. 59, IV) a décrit un fragment d'un pareil vase, dont l'inscription a été reproduite par Tôchon (p. 66, n° 16 et p. 36). Nous reviendrons sur tous ces points, dans l'introduction de notre monographie.

N° 78. *Lapis Remensis quintus.* — Cinquième pierre de Reims.

1. .... IANINA	2. *a*. IARDIN	2. *c*. NARDI
.... IADLIPPI	2. *b*. NAR	2. *d*. IARDINVM

Voici comment je lis ces deux inscriptions :

1. *ivl*IANI NA　　　　2. NARDINVM
*rdi*NV*m* AD LIPPI*tvdinem*.

1. *Collyre de nard de Julien, contre l'ophthalmie.* — 2. *Collyre* ou *pommade de nard.*

Dans l'inscription 1, dont l'extrémité gauche est brisée, le premier I de la seconde ligne est le dernier jambage de l'N. L'inscription 2 est reproduite sur quatre petits pains de collyre, avec des pertes de substance d'étendue et de position diverses, n'intéressant que la première moitié de l'N et l'extrémité droite dans *a*, toute la moitié droite dans *b*, les trois dernières lettres dans *c*, la moitié antérieure de l'N dans *d*, dont les deux dernières lettres, VM, sont minces, très frustes et à peine lisibles. En outre on reconnaît très bien dans *b* avant l'N, dans *d*, après l'M, l'empreinte semi-circulaire et élevée du bord de la tranche, si bien qu'il ne reste pas l'ombre d'un doute sur le mot NARDINVM, comme unique inscription de ce côté, ou, s'il s'agit d'une pierre à part, de ce cachet.

Au dire de Dioscoride (*Mater. med. I*, 75), le *Nardinum*, onguent (*μύρον*) ou pommade et collyre, était exclusivement préparé avec le suc de plusieurs plantes, et principalement du *nard*, dont nous avons déjà parlé (n° 66, 4, p. 27), mais qui entrait aussi, comme parfum, dans d'autres collyres, tels que le *diasmyrnes*, le *psoricum*, etc. Il sera opportun de compléter ici nos recherches sur le *nardinum*, en le considérant d'abord en sa qualité générale d'*onguent*, préparé exclusivement avec des sucs végétaux, sans addition de substances minérales.

Comme tel, il avait la vogue contre une foule de maladies; car le nard, dont on employait plusieurs espèces (Dioscorid. *Mat. med.* I, 6-8; Galen. *simplic. medic.* VIII, 13, Kühn XII, 84; *meth. medend.* VIII, 5, K. X, 573), mais de préférence celle de l'Inde, jouissait d'une grande réputation comme médicament échauffant, desséchant et astringent. Galien vante *l'onguent nardinum* (*νάρδινον μύρον*) dans plusieurs maladies (*de tuend. valet.* VI, 10, K. VI, 426, seq.), et en instillations dans les oreilles pour les fortifier (*ibid.* 12, p. 439), mais ne parle pas de son emploi spécial dans les maladies oculaires.

Quant aux *collyres au nard*, il semble qu'on y ajoutait généralement des substances métalliques. Paul d'Égine

(VI, c. 16, ed. Bas., p. 281) donne la formule d'un *collyre nardinum*, qui contient de la cadmie, du cuivre brûlé, de l'antimoine. Aëtius (Tetrab. II, 3, c. 113, ed. Cornar. p. 436 ; MSS. c. 118) indique l'emploi et le nom de plusieurs *collyres au nard* (κολλύρια νάρδινα), dans la composition desquels entrait aussi de la cadmie, de l'oxyde de cuivre, de la céruse, etc. Nicolaus Myrepsus (*medicamentorum opus*, Lugd., 1500, sect. 24. c. 7, p. 467) fait entrer dans le *collyre nardinum*, avec deux onces et trois quarts de substances végétales et une once et demie de castoréum : cadmie brûlée ℥ι, céruse ℥β. Voici donc encore des tablettes dont l'analyse devait nécessairement fournir du plomb, du cuivre et du zinc ainsi que de la matière azotée.

On comprendra maintenant, comment nous trouvons ici, sous le nº 78, un simple *nardinum*, ou *onguent de nard*, et un *collyre nardinum* contre l'ophthalmie ; toutefois nous restons incertains si, en réalité, les deux topiques de Julien différaient autrement que par leurs noms, et s'ils ne doivent pas tous les deux être rapportés au *collyre* de nard.

Nos 1, 85, 86 et 94. *Lapides Epomanduodorenses primus — quartus*. Première à quatrième pierre de Mandeure.

Les ruines de la ville de Mandeure (*Epomanduodorum*, *Epamduodorum*, *Epamanduodurum*), près Montbéliard (Doubs), riches en antiquités, jouent un grand rôle dans l'histoire des cachets d'oculistes romains. Le premier de ces monuments antiques actuellement connus y fut découvert en 1606 par Jean Bauhin. Une seconde pierre de Mandeure a été trouvée environ deux siècles et demi plus tard, et décrite en 1860 par M. Wetzel, architecte, président de la Société d'Émulation de Montbéliard, dans les Mémoires de cette savante compagnie. Depuis lors, M. Wetzel a eu la bonté de me donner connaissance des troisième et quatrième pierres de Mandeure, qui peut-être ont été publiées depuis lors par lui dans les mêmes

Mémoires. Tout en réservant formellement la priorité de M. Wetzel, qui a parfaitement bien compris et expliqué ces monuments, je les publie ici, en ajoutant, comme le meilleur commentaire, la correspondance que j'ai eu le plaisir d'échanger avec lui à cette occasion. Je ne reproduirai des deux premières pierres de Mandeure que les inscriptions et la traduction, avec quelques très courtes explications.

N° 1. (Tôchon n° 8; Saint-Mémin, deux cachets inédits, etc., p. 20, et additions, p. 29-38.)

1. C. SVLP. HYPNI. ST ACTVM OPOB. AD CL.	2. HYPNI CROCODDI ALEPIDADASPRI.
3. HYPNI LISIPONVM. AD SVPPVRATION.	4. HYPNI COENON AD CLARITATEM.

1. *Caji* SVLP*itii* HYPNI STACTVM OPOB*alsamatvm* AD CL*aritatem*. — Collyre *d'opobalsame de Cajus Sulpitius Hypnus, à instiller pour éclaircir la vue*. (Voyez n° 69, 1, 2, p. 22-25.)

2. HYPNI CROCOD*es* DIALEPID*os* AD ASPRI*tudinem*. — *Collyre safrané de squamme de cuivre, de Hypnus, contre les granulations palpébrales*. (Voyez les n°s 91, 3, p. 12; 65, 1, 2. p. 18; 91, 4, p. 13.)

3. HYPNI LISIPONVM AD SVPPVRATION*es oculorum*. — *Collyre calmant de Hypnus, contre les suppurations des yeux*, c'est-à-dire *l'hypopyon*. (Voyez ci-dessus n° 72, 2, p. 54.)

Lisiponum (par une faute du graveur, pour *Lysiponum*), *dolores solvens*, dissipant les douleurs, ne paraît que cette seule fois sur un cachet d'oculiste; mais Galien donne la formule d'un *Lysiponium* (λυσιπόνιον) d'Atimetrus (*Comp. med. sec. loc.* IV, 8, Kühn XII, 771).

4. HYPNI COENON AD CLARITATEM. — *Collyre commun de Hypnus, pour l'éclaircissement de la vue.*

Coenon ad claritatem se lit aussi sur le n° 6 de Tôchon te sur le n° 85, 2, p. 87 : *Coenon ad aspritudines*, c'est-à-dire le même emploi, avec le sens opposé du mot *ad : contre les granulations palpébrales.* (Voyez n° 54, 3, 4, p. 47.)

« Le sens littéral de l'expression *coenon* est boue ; on n'en connaît pas la composition. » (Wetzel, cachets d'oculistes, etc., Montbéliard, 1860, p. 5.) Mon honorable correspondant me permettra de lui faire observer qu'il a confondu le mot latin *coenum* (*boue*) avec le mot évidemment grec *coenon*, κοινόν (*commun*), qui désigne un collyre commun à plusieurs maladies. C'est ainsi qu'Aëtius (*Tetrab.* II, 3, c. 48) indique la composition liquide d'Aglaïdes comme « collyre commun à tout trouble et toute faiblesse de la » vue. » De même, dans le n° 85, 2, le collyre *coenon* a une action *commune* contre les granulations et pour l'éclaircissement de la vue.

N° 85. (Publié et expliqué par M. Wetzel, *loc. laud.*, p. 4.)

1. CCLIMMVNISDIAP SOROPOBADCLARITAT	2. CCLIMMVNISCOEN ADASPRETCLARITATES
3. CCLIMMVNISPENICIL LEADIMPETLIPPITEXOVO	4. ...LIMMVNISDIASMY... NESPOSTIMPLIPPEXOVO

M. Wetzel donne pour nom à l'oculiste : C. C. LIMMVNIS. Ici encore, je ne puis être de son avis. Le nom, sans aucun doute, est *caius* CL*audius* IMMVNIS. D'après le principe que j'ai exposé (n° 91, p. 9), et qui trouve sa confirmation dans les innombrables inscriptions romaines que nous possédons, *Caius* est le prénom, *Claudius* le nom de la famille célèbre, *Immunis* le surnom significatif d'un affranchi, qui, alors qu'il était encore esclave, avait peut-être, à cause de ses talents et de sa bonne mine, reçu quelques immunités, l'exemption de tout service pénible, etc. Le nom *Limmunis* ne figure d'ailleurs sur aucune inscription, et l'L appartient trop naturellement au second C.

1. C*aii* CL*audii* IMMVNIS DIAPSOR*icvm* OPOB*alsamatvm* AD CLARITAT*em*. — *Collyre diapsoricum balsamique de Caius*

Claudius Immunis, pour l'éclaircissement de la vue. (Voyez les nos 68, 3, p. 30; 69, 1, 2, p. 22-25.)

2. *caii* CL*audii* IMMVNIS COENO*n* AD ASPR*itudines* ET CLARITATES. — *Collyre de C. Cl. I., ayant une action commune pour la guérison des granulations palpébrales et l'éclaircissement de la vue.* (Voyez les nos 1, 4, p. 85; 91, 4, p. 13; 69, 1, 2, p. 23.)

3. C. CL. IMMVNIS PENICIL*lum* LE*ne* AD IMPET*vm* LIPPIT*vdinis* EX OVO. — *Moelleux plumasseau* ou *pinceau de C. Cl. I., qu'on emploiera imbibé de blanc d'œuf pendant l'acuïté de l'ophthalmie.* (Voyez les nos 64, p. 16; 66, 3, p. 26; 67, 2, p. 29.)

4. *C.* CL. I. DIASMYRNES POST IMP*etvm* LIPP*itvdinis* EX OVO. *Collyre de myrrhe de C. Cl. I., à appliquer dans du blanc d'œuf, après l'acuïté de l'ophthalmie.*

Ici encore l'Y a la forme déjà signalée (nos 75, 1, p. 74, et 71, 1, p. 49), qui probablement pourra aider les paléographes à fixer l'époque de laquelle datent les monuments qui portent cette lettre.

N° 86. *Lapis Epomanduodorensis tertius.* — Troisième pierre de Mandeure.

La correspondance échangée entre M. Wetzel et moi, à l'occasion de ce cachet et du suivant, rendra superflu tout autre commentaire.

Une empreinte de la pierre n° 86 m'a été envoyée par M. Wetzel, qui a aussi le premier donné une explication satisfaisante de cette inscription.

I· ANTISTI· OMLE OU OMVLET

AD·ASPRITVDIN·

Voici la lettre d'envoi de M. Wetzel :

« Montbéliard, le 24 octobre 1863. — Je m'empresse de vous communiquer un nouveau cachet d'oculiste que les fouilles, pratiquées à Mandeure par la Société d'Emulation, viennent de mettre au jour. Il est très petit et a une seule inscription, dont voici une empreinte très exacte, faite au moyen d'un cliché pris sur la pierre elle-même. Il fournit un nom nouveau et une formule nouvelle, OMVLE, entièrement indéchiffrable pour moi. »

J'ai répondu, le 29 octobre 1863 :

« Je vous remercie beaucoup de la communication de l'intéressante pierre sigillaire nouvelle. Elle est aussi indéchiffrable pour moi que pour vous, quant aux lettres OMLE. On pourrait cependant, à la rigueur, les expliquer par une erreur grossière dans l'exécution de l'inscription et une transposition de deux mots .... Pour

ANTISTI OM LE AD ASPRITVD ·

mettons :

ANTISTI LE AD OM ASPRITVD ·

Nous aurons alors :

ANTISTI*i* LE*ne* AD OM*nem* ASPRITVD*inem, collyre doux d'Antistius contre toute espèce de granulation de la conjonctive palpébrale.*

Les expressions *lene,* remède ou collyre doux, et *ad omnem*, contre toute espèce de..., se trouvent souvent sur d'autres cachets d'oculistes. »

Réponse de M. Wetzel, 1er novembre 1863.

« Puisque vous voulez bien me dire que ma critique de votre interprétation du cachet d'Antistus sera la bienvenue, je me hasarde à vous envoyer aussi ma conjecture ; et d'abord, permettez-moi une observation sur la lecture même. Vous remarquerez que les mots sont soigneusement séparés par des points et que, conséquemment, dans l'idée du graveur, tout ce qui, dans la première ligne, vient après le nom d'Antistus, ne doit former qu'un mot ; l'M et l'L qui le suit sont réunis et, pour cela, le jambage vertical de l'L est incliné, la réunion de ces deux lettres forme donc un V, suivi d'un L qui y est attaché, et je lis *omvl ;* le sigle suivant est peut-être simplement un E ; mais il peut aussi s'interpréter par ET, quoique je n'ignore pas que, le plus souvent, ces deux lettres se réunissent en un E renversé, surmonté d'une barre transversale. (Voir les deuxième et troisième tranches du cachet de Limmunis dans ma notice, et beaucoup d'autres cachets.) Il résulterait de cette lecture OMVLET. Ce mot, vous le reconnaissez aussi, résiste à toutes les interprétations, tant au moyen du grec qu'au moyen du latin ; il faut donc admettre, soit une interversion des lettres ou des syllabes, soit la substitution d'une lettre à une autre, l'ignorance très supposable du graveur permettant l'une ou l'autre hypothèse ; seulement, je préfère admettre, comme plus facile et plus simple, la substitution d'une lettre à une autre ; si l'on substitue un A à l'O initial, il viendra AMVLET, soit *amuletum*, mot nouveau sur les cachets, mais que les dictionnaires donnent comme fréquemment employé par Pline (je n'ai pas le temps de vérifier) ; ce mot me fait penser au *Carmen Quintiliani* de la pierre de Gotha, et, si mon explication pouvait être admise, peut-être résulterait-il de ces deux indications, que les Gallo-Romains ne s'en tenaient pas aux préparations pharmaceutiques, et que quelquefois ils faisaient appel à la médecine occulte et à la science des sorciers. — Je ne vous donne d'ailleurs cette interprétation que sous toutes réserves, et je n'y attacherais d'importance que si vous l'admettiez. »

L'explication de M. Wetzel qu'on vient de lire, est évidemment la meilleure qu'on puisse donner, et la seule qu'on puisse admettre. Au moment de recevoir l'empreinte du cliché, je n'avais pas eu le temps de la bien examiner. En le faisant, on ne peut méconnaître que le sigle se compose d'un M et d'un V très distinct, réunis à un L, et suivis d'un E dont le jambage est barré au milieu de sa hauteur par un trait transversal, de manière à former la syllabe ET. Le mot est donc, sans l'ombre d'un doute, OMVLET*vm*, par une erreur du graveur pour A*mvletvm*. Or les amulettes étaient connues des anciens. Pline en parle plusieurs fois : « Succinum infantibus adalligari *amuleti* ratione prodest (Hist.

nat. XXXVII, 12) ; totus Oriens pro *amuletis* traditur gestare iaspidem (XXXVII, 37, 9) ; cyclamen (la plante *Cyclamen hederæfolium*, Aiton) *amuletum* vocant (XXV, 67). Les amulettes, chez les anciens, et surtout après l'ère chrétienne, étaient connues et employées pour la guérison des maladies. Marcellus Empiricus nous a conservé de ces amulettes médicales et plusieurs formules d'incantation et de paroles magiques contre des maladies. Une grande partie de ces formules, rapportées par Marcel, sont évidemment tirées de la Gaule aquitaine, sa patrie, et reconnaissent une origine celtique, comme l'a prouvé l'érudit Jacques Grimm, dans des passages que je rapporterai plus loin. Il n'y a donc rien d'étonnant qu'un oculiste, pour attirer la vogue, lorsqu'elle abandonnait les collyres trop connus, ait voulu quitter le sentier battu, et doter son topique d'un de ces noms sonores et extraordinaires, dont l'effet sur la multitude est toujours assuré, et qu'il l'ait appelé *amuletum*, moyen magique, surnaturel et infaillible.

Si M. Wetzel a publié, dans les mémoires de la Société d'émulation de Montbéliard, le cachet d'Antistius, il n'aura pas manqué de faire valoir tous les arguments qu'on peut invoquer en faveur de son opinion, que je regarde comme la seule vraie. En tout cas, la priorité lui appartient.

Quant aux amulettes, aux moyens magiques et aux formules d'incantation des maladies, Marcel l'Empirique, qui s'appelle aussi de sa patrie Marcel de Bordeaux (*Marcellus Empiricus* seu *Burdigalensis*), et qui remplissait à la cour de Théodose Ier la charge de *Magister officiorum* (à peu près l'équivalent de celle de nos ministres de l'intérieur), selon d'autres celle d'archiâtre, nous en a laissé, dans son indigeste compilation, de curieux exemples. Qu'on me permette une digression, pour en rapporter quelques-uns qui se rattachent indirectement à notre sujet, et qui, mal expliqués jusqu'ici, ont reçu naguère, par Grimm, leur véritable interprétation.

Voici un moyen que Marcel (c. VIII, ed. Basil., p. 70) indique pour l'expulsion des corps étrangers entrés dans les yeux : « Digitis quinque manus ejusdem, cujus partis oculum sordicula aliqua fuerit ingressa, percurrens et pertractans oculum, ter dicens : *tetunc resonco bregan gresso*, ter deinde spues, terque facies. Item, ipso oculo clauso qui carminatus erit, patientem perfricabis, et ter carmen hoc dices, et totiens spues : *inmon dercomarcos axatison*. Scito remedium hoc in hujus modi casibus esse mirificum. »

Jusqu'à nos jours, on regardait cette incantation (*carmen, carminatio*) comme composée de mots arbitraires et sans signification. Tôchon (*Cachets antiques*, p. 20) la transcrit ainsi : *Te tunc resunco, bregan, gresso*, etc. ; Guillié (*Cataracte et goutte sereine*, Paris, 1818, p. 10) ainsi : *Te nunc resungo, bregan, gresso*. L'un et l'autre ont sans doute pensé, qu'écrite en latin barbare et corrompu, elle devait faire dire au malade : je t'onctionne itérativement à cette heure. Ce n'est qu'en 1847, que Jacques Grimm, qui avait fait une étude spéciale des langues celtiques, a lu à l'Académie des Sciences de Berlin un mémoire (1) (Sur *Marcellus Burdigalensis*, Berlin, 1849, in 4°), dans lequel (p. 26) ces formules et les noms de plusieurs plantes cités par Marcel sont expliqués de la manière la plus satisfaisante, à l'aide de la langue gaëlique, dont l'idiome de l'ancienne Aquitaine (2), patrie de Marcel, était l'un des dialectes. Réunissant d'abord, dans ces formules d'incantation, les mots arbitrairement séparés par les copistes, puis les séparant de nouveau d'après sa connaissance de la langue gaëlique, il lit :

tet un cre son co bregan gresso,
inmon derc omar cos ax atison ;

(1) Je dois la communication de ce mémoire à l'amitié de M. Daremberg.

(2) Ne connaissant pas les langues celtiques, j'ignore quels rapports il y a entre cet idiome et la langue basque d'aujourd'hui.

ou, d'après l'orthographe de la langue irlandaise d'aujourd'hui, qui est aussi un dialecte de la langue gaëlique :

teith uainn cre soin go breigan grensa,
inmhion dearg omar gus agus ait soin.

Ce sont, comme le texte latin l'enseigne, deux sentences tout à fait indépendantes l'une de l'autre. La première signifie : *Fuis de nous, poussière, de céans, aux compagnons des mensonges ;* la seconde : *suave* ou *douce,* c'est-à-dire *sans douleur* (soit l') *orbite, douleur et gonflement* (soient) *loin.*

Pour les détails et l'explication exacte des mots, je renvoie au travail de Grimm. Il suffira d'indiquer les expressions les plus importantes : *Teith,* impératif de *teich,* fuir ; *cre,* poussière, ordure ; c'est le mot *sordicula* dans le passage cité de Marcel. *Dearg,* œil ; *omar,* cavité ; *deargomar,* orbite ; *inmhion, inmhuin,* le mot latin *gratus ;* « grata, vel suavis, vel doloris expers, sit orbita. »

N° 87. *Lapis Viennensis.* — Pierre de Vienne, en Dauphiné.

Une copie des inscriptions de cette pierre, conservée dans le Musée de Vienne et encore inédite, m'a été donnée sans autres détails, en 1854, par M. A. de Longpérier, à qui j'ai la plus grande obligation pour de nombreuses communications semblables.

Pendant la correction de l'épreuve de cette feuille, j'ai reçu de M. Allmer, à Lyon, sur la recommandation de M. Girard, à Vienne, un dessin de la pierre de Vienne, accompagné des renseignements suivants :

« Pierre rougeâtre, très dure, peut-être une serpentine. Longueur 52 millimètres, largeur 37 millimètres, épaisseur 9 à 10 millimètres. Elle appartenait à M. Delorme, autrefois conservateur du Musée et bibliothécaire à Vienne ; mais depuis sa mort, j'ignore ce qu'elle est devenue, et il ne m'est pas facile de m'en informer, parce que j'habite Lyon, et que tout ce qui appartient au musée de Vienne est entassé en désordre en divers lieux d'entrepôt, en attendant que le local destiné à son installation soit prêt. »

Ce dessin, que je reproduirai dans ma monographie, ne fournit aucune nouvelle leçon, mais il m'a servi à confirmer la teneur de la copie de M. de Longpérier, et à rétablir la succession naturelle des inscriptions.

1. PHELI · FACILIS CROCOD
ES · AD ASPRITVDINEM

2. PHELI FACILIS DI
AMISVS AT CICATR

3. PHELIFACILIS DIASMVR
NES POST IMPETVM DROM

4. PHELI FACILIS SI
A. . . . .

1. PHELI. FACILIS CROCODES AD ASPRITUDINEM. — *Collyre safrané de Ph. Facilis contre les granulations palpébrales.*

Encore un surnom significatif d'esclave ou d'affranchi. Le premier nom est-il *Phelippus*, pour *Philippus*, ou contient-il une autre faute du graveur? Je l'ignore.

Pour l'explication, voyez les n°s 65, 2, p. 18, et 91, 4, p. 13.

2. P*heli*. FACILIS DIAMISVS AT CICATR*ices*. — *Collyre de misy* (voyez n° 91, 4, p. 14 ; 66, 1, p. 26) *de Ph. Facilis, contre les cicatrices de la cornée.*

AT, erreur du graveur pour AD, vient confirmer mon explication de l'inscription AT ALBAS (n° 23, 3, p. 71). AT est écrit par un A surmonté d'une barre transversale.

3. PHELI. FACILIS DIASMVRNES POST IMPETVM DROM. (sans doute EX OVO). — *Collyre de myrrhe* (voyez n° 67, 2, p. 29) *de Ph. Facilis, à employer après l'acuïté de l'ophthalmie* (voyez le n° 67, 2, p. 29) *et délayé dans du blanc d'œuf* (voyez n°s 66, 3, p. 26, et 54, 2, p. 43).

DROM est très-probablement une erreur de gravure ou de transcription pour EX OVO. Ce n'est pas M. de Longpérier qui a transcrit ces inscriptions, dont plusieurs, surtout la seconde ligne du n° 3, paraissent fortement endommagées. Des empreintes que j'essayerai de me procurer, nous éclaireront peut-être sur ces points douteux. — *Diasmvrnes*, ici et dans le n° 43, pour *diasmyrnes*.

4. PHELI. FACILIS DIAMISUS? — La seconde ligne de cette inscription est illisible, comme dans plusieurs autres pierres (par exemple le n° 72, 1), par la brisure du bord contigu de la tranche. Sur la pierre elle-même ou une bonne empreinte, on pourra peut-être lire : PHELI FACILIS DIAMISUS AD *cicatrices*, comme sur l'inscription 4. Déjà plusieurs fois (n° 64, p. 16; 54, 4, p. 47) nous avons vu la même inscription reproduite sur plusieurs côtés de la même pierre, surtout, comme ce serait ici le cas, sur les côtés parallèles. En attendant les empreintes, suspendons notre jugement; le fac simile de M. Allmer ne fournit pas de données plus positives que la transcription de M. de Longpérier.

N° 89. *Lapis Compendiensis*. — Pierre de Compiègne.

L'existence de cette pierre m'a été signalée, au commencement de 1865, par MM. Daremberg, bibliothécaire de la bibliothèque Mazarine, et Egger, professeur à la faculté des lettres. J'en dois la description et des empreintes, ainsi que la transcription et une traduction des inscriptions, à la complaisance de M. Albert de Roucy, juge au tribunal civil de Compiègne. Voici les détails qu'il m'a donnés, dans une lettre en date du 31 mars 1865 :

« Ce petit cachet d'oculiste a été trouvé dans les fouilles archéologiques que je dirige ici, sous les auspices de S. M. l'Empereur. Sa matière, d'un ton gris verdâtre pâle, offre, pour le grain, assez d'analogie avec les pierres douces à repasser. »

Mesurée sur les empreintes, cette pierre, dont les inscriptions sont tracées en caractères réguliers et beaux, est longue de cinq centimètres et épaisse de 9 1/2 à 10 millim. ;

sa largeur est probablement la même, mais ne peut être jugée sur les plâtres.

Elle porte les noms de deux oculistes différents, dont probablement l'un, successeur de l'autre, ajoutait un nouveau collyre à celui de son prédécesseur, d'après la remarque que j'ai faite ci-dessus (n° 69, p. 24). Ses tranches latérales n'ont pas d'inscriptions.

Elle a un très-grand intérêt, en ce qu'elle nous fait connaître un collyre entièrement nouveau : DIACHOLES, *collyre de fiel*.

1. CFVSCIANIIVSTI
DIAROD ADIMPET.
2. SEN MATIDIANI
DIACHOLES

1. *Caii* FVSCIANI IVSTI DIAR*rho*DO*n* AD IMPET*um*. — *Collyre de roses de Cajus Fuscianus Justus, contre la première violence de l'inflammation.*

Le collyre de roses, *dia rhodon, diarrhodon* (διὰ ῥόδων, διάῤῥοδον), ou, avec une orthographe moins régulière, *diarodon*, avait pour un de ses principaux ingrédiens les feuilles de roses. Encore aujourd'hui, tout le monde le sait, l'eau distillée de roses jouit d'une certaine réputation comme collyre, surtout dans la médecine domestique.

La composition de plusieurs espèces de *diarrhodon* est donnée par Galien (*Comp. med. sec. loc.*, IV, 8, Kühn XII, 765), où il y a, entre autres, « un collyre diarrhodon de *Nilus* (Νεῖλος), d'après *Andréas* (ὡς Ἀνδρέας), contre les violentes douleurs, les fluxions abondantes et ténues, » et un « autre diarrhodon de *Nilus*, dont se servait *Gallion* l'oculiste. » Ces citations viennent à l'appui de ce que nous avons dit plus haut (n° 90, 2, p. 37), sur la réunion des noms de plusieurs oculistes, à propos d'un seul collyre. En même temps, le premier de ces passages indique l'usage du diarrhodon contre la période aiguë et la plus violente ou l'invasion de l'ophthalmie ; c'est là ce que l'inscription de la pierre de Compiègne, et celles de beaucoup d'autres cachets, appellent : *ad impetum*. Ailleurs, on lit : *ad impetum lippitudinis*. (Voy. n° 67, 2, p. 29.) Il est curieux aussi que, dans un autre livre (*de sanitate tuenda*, VI, 12, Kühn VI, 440), Galien vante des collyres, le diarrhodon entre autres, « comme utiles et fortifiants pour les oreilles. » Le mot *collyre* ne désigne donc pas, chez les anciens, un médicament exclusivement destiné au traitement des maladies des yeux, mais bien *un topique qui doit être employé d'une manière particulière.*

Le collyre *diarrhodon* figure, avec une orthographe variable, sur différentes pierres. Ainsi on lit (Tôchon, n° 1) : M*arci* VLPI HERACLETIS DIARODON AD IMP*etum;* (ibid. n° 5) : M*arci* IVL*ii* CHARITONIS DIARHOD*on* AD FERV*orem;* (ibid. n° 21) : TIB*erii* IVL*ii* CLARI DIARHODON P*ost* IMP*etum;* etc. — Marcel l'Empirique (c. 8, p. 74) l'appelle *rosaceum collyrium.*

2. SENT*ii* MATIDIANI DIACHOLES. — *Collyre de fiel de Sentius Matidianus.*

Les caractères de la première ligne sont plus grands que ceux de l'inscription 1, et ceux de la seconde ligne d'un tiers plus hauts que ceux de la première. L'A de IANI est indiqué par une barre transversale qui unit les deux premiers traits de l'N.

Un collyre *diacholes* (διὰ χολῆς), c'est-à-dire de fiel, n'est nommé sur aucun cachet d'oculiste, ni dans les écrits des médecins grecs et romains, bien que ceux-ci mentionnent souvent l'usage du fiel de divers animaux dans les maladies oculaires. C'est ainsi que Galien (*de simplic. medicam.*, X, 13, Kühn XII, 276) parle de « médicaments utiles aux yeux, auxquels on mêle le fiel de l'hyène, du coq, de la perdrix et de quelques autres animaux. » C'est ainsi que (*Comp. sec. loc.* IV, 8, K. XII, 782), il cite un collyre *Indien royal* (Ἰνδικὸν βασιλικόν) contenant du fiel d'hyène, de scare (poisson) et de perdrix, et qu'il parle même (*Introd. s. medic.* c. XV, ed. K. XIV, p. 766) de collyres *dia cholôn* (διὰ χολῶν), c'est-à-dire préparés avec le fiel d'animaux divers.

Avant d'avoir vu les empreintes, je soupçonnais une erreur du graveur, qui aurait mis *diacholes* pour *diachylon* (voyez ci-dessus n°s 65, 3, p. 18), mais il n'y a pas à douter de la leçon *diacholes;* les lettres, d'un tiers plus grandes que celles de la première ligne, sont belles et bien tracées ; l'o est parfaitement bien exprimé dans l'empreinte, et les lettres finales ES, bien que très frustes, surtout la dernière, sont encore très lisibles. Nous avons donc affaire ici à un oculiste savant qui, pour sortir de l'ornière tracée et obtenir la vogue par un mot nouveau et sonore, a préparé et débité un collyre de fiel orné d'un nom grec.

M. de Roucy, dans sa lettre, a transcrit, traduit et expliqué les inscriptions de ce cachet de la manière suivante, fort exacte quant au fond, mais qui, vu l'importance de ce petit monument épigraphique découvert par lui, n'excluait pas un commentaire plus détaillé.

« 1° DIAROD (pour *diarodon*), extrait de roses ; C. FUSCIANI JVSTI, de Caïus Fuscianus Justus ; AD, pour ou contre, IMPET (pour IMPETUM), l'inflammation. = 2° DIACHOLES, extrait de fiel ; SEN (pour *Sentii*) MATIDIANI, de Sentius Matidianus. »

N° 91. *Lapis Sancto-Privatensis.* — Pierre de Saint-Privat. — *Complément.*

Cette pierre, découverte par M. Herbert, présente un très haut intérêt, encore augmenté par des données nouvelles, qui sont venues se joindre à celles déjà consignées ci-dessus (p. 4 à 15), et qui rendent nécessaire un supplément de description.

On ne saurait trop remercier M. Herbert d'avoir soustrait à l'oubli ce curieux monument, et d'en avoir le premier donné une description détaillée, dans laquelle il a si bien dépeint la physionomie de la localité qu'il a parcourue, et où il a fait sa découverte. On doit aussi à son zèle intelligent d'avoir assuré l'acquisition, par le Musée de Puy-en-Velay, de la totalité des trésors archéologiques contenus dans la tombe de Sextus, qui sans lui auraient été dispersés et seraient restés perdus pour la science.

Grâce à la complaisance de M. Aymard, conservateur des antiquités du Musée du Puy-en-Velay (Haute-Loire), qui a bien voulu m'envoyer, le 9 novembre de cette année, des empreintes et une transcription du cachet de *Sextus*, je puis aujourd'hui rectifier et expliquer les inscriptions 2 et 4 de cette pierre.

1. SEXPOLLE SOL
   LEMCHELADCA
2. SEXPOLLESOLL
   EFAEONADLIP
3. SEXTPOLLEI
   SOLEMDIASLE
4. SEXPOLLESOLE
   MHAEMADASP

Les lettres H E de la seconde ligne de l'inscription 1, le M D de la seconde ligne de l'inscription 3 et le M H du commencement de la deuxième ligne de l'inscription 4 sont réunies. La dernière lettre de la première ligne de l'inscription 3 est un I, c'est-à-dire le premier jambage d'un N, et non un T (confirmation du nom POLLEN*nius*.)

2. SEX*ti* POLLE*nnii* SOLLE*mnis* FAEON AD LIP*pitudinem*. — *Collyre brun de Sextus Pollennius Sollemnis, contre l'ophthalmie.*

Le collyre φαιόν, *phaeon*, ou *facon*, comme l'écrit notre oculiste, soit par ignorance, soit pour suivre une orthographe plus latine, était ainsi nommé de sa couleur brune que désigne l'adjectif grec. Ce collyre, employé contre les ophthalmies, est nommé par Paul d'Egine (III, c. 22, ed. Basil., p. 75, l. 2). Galien (*Comp. sec. loc.* IV, 8, K. p 748 et 753) cite un *phaeon*, un second d'Olympionicus et un troisième de Zosimus. Un autre *phaeon* a été inventé par Oribase, d'après Aëtius (II, 3, c. 109, ed. Cornar., p. 430) : « Notre collyre brun, dit Oribase. »

Scribonius Largus (III, c. 23) cite ainsi le collyre *phaeon :* « Quod a colore φαιόν dicitur, » paroles que Marcellus Empiricus (c. VIII, p. 52) répète littéralement, en substituant seulement à l'adjectif grec le mot *phaeon.* La leçon FAEON est donc solidement établie ; mais il était difficile de la soupçonner dans le mot FAFON (produit d'une empreinte mal réussie, comme NIAEM, inscr. 4, pour HAEM), autant à cause de son déguisement sous l'orthographe latine, que parce que ce collyre ne figure sur aucune autre pierre sigillaire. L'F, pour le PH grec, se trouve aussi dans EPIFORAS (n°s 88, 2, p. 34) et sur d'autres cachets.

Le PHAEON fournit, avec l'HAEM*atinum* de la quatrième inscription, une nouvelle preuve que les oculistiques aimaient mettre en usage des collyres nouveaux ou non encore exploités dans les régions où ils exerçaient.

4. SEX*ti* POLLEN*nii* SOLEM*nis* HAEM*atinum* AD ASP*ritudines.* — *Collyre haematinum,* c'est-à-dire *de sanguine, contre les granulations palpébrales.*

Nous avons déjà vu (n°s 77, 2, p. 81) que le collyre *dialepidos* contenait de la pierre haematite (λίθος αἱματίτης ou αἱματῖτις, *lapis haematites*), un minerai rouge d'oxyde de fer, notre sanguine, ou une substance semblable, et tirant comme elle son nom de sa couleur rouge de sang. La pierre haematite entrait dans la composition de plusieurs collyres, entre autres dans celui *de sanguine de Capito* (*Galen. comp. sec. loc.* IV, 8, K. XII, 732). Le collyre de notre inscription est sans doute celui que Galien (*loc. cit.*, p. 775) formule sous le nom de : *haematinum de Synéros, excellent contre les granulations ou trachomes* (Αἱμάτινον Συνέρωτος, τραχωματικὸν ἀγαθόν).

M. Aymard relève une circonstance particulière, qui m'avait frappé à l'occasion de plusieurs pierres sigillaires, et que je signale à l'occasion de la troisième pierre de Besançon, n°s 92, 4, p. 104. Voici les explications qu'il a écrites sous une empreinte de l'inscription n° 3, où la légende est renversée de haut en bas, tandis qu'elle a sa position droite et normale dans les autres : « L'inscription, sur ce côté de la pierre, n'est pas disposée dans le même sens que celles des trois autres côtés. Je la figure ici dans la position où elle se trouve, après avoir pris les trois empreintes précédentes sans retourner la pierre. C'était sans doute un moyen pour distinguer celle-ci. »

Une autre observation importante de M. Aymard est également conforme à une remarque que j'ai faite (n° 75, p. 73), à propos de la trousse d'oculiste ou de chirurgien trouvée à Reims. A ce passage de la lettre de M. Aymard, j'en joins quelques autres qui ne sont pas sans importance.

« Le cachet a été trouvé en 1864 avec d'autres curieux objets, entre autres des instruments de chirurgie (dont deux artistement ornés), dans un champ appelé *Fontvieille* et situé à 2 kilomètres environ du village de Saint-Privat-d'Allier (Haute-Loire).

» Tout fait supposer une sépulture dans laquelle ces objets avaient été déposés avec les restes du défunt. Nous avons recueilli quelques débris d'un assez grand vase en poterie noirâtre, qu'on peut croire cinéraire, à en juger par sa forme à peu près semblable à celle d'autres vases que nous avons rencontrés dans des tombes antiques.

» Quant à l'époque, la médaille la moins ancienne des dix-sept qui nous ont été remises, n'est pas, comme le croyait M. Herbert, au type de l'empereur Philippe, elle est de Galien, qui régna de l'an 260 à 268. On ne peut donc pas remonter au delà de ce règne, pour assigner la date de cette sépulture.

» J'ai l'honneur de vous faire observer que les instruments ne peuvent pas être tous attribués à un oculiste, si même il y en a d'oculiste, ce qui mérite examen. Il y en a qui indiquent évidemment d'autres pratiques chirurgicales. Il serait à désirer que vous en fissiez l'examen ; ils pourraient vous éclairer sur la profession du possesseur du cachet et peut-être aussi sur le sens des inscriptions. »

A ces précieuses notes, M. Aymard a eu la bonté de joindre un dessin du cachet de Sextus que je reproduirai dans ma monographie, ainsi que la description suivante de cette pierre : « Elle est polie, d'un vert assez foncé, et de nature, je crois, serpentineuse. Assez régulièrement quadrangulaire, elle est taillée en biseau sur l'une de ses faces. Elle mesure 31 millim. sur ses côtés et 9 millim. dans sa plus grande épaisseur. »

En parcourant les notes et les extraits d'ouvrages que j'ai recueillis depuis vingt et un ans relativement aux cachets d'oculistes, j'ai encore découvert une fort curieuse circonstance relative au cachet de Sextus. La *pierre de Beauvais*, à laquelle, dans mon énumération, j'ai attribué, par ordre chronologique, le n° 37, et qui a été publiée par Grivaud de la Vincelle (*Recueil de monuments antiques*, etc., Paris, 1817, in-4°, t. II, p. 287), appartient également, je n'en puis douter, à notre Sextus :

« Nous ajoutons ici, dit Grivaud, les empreintes bien imparfaites d'une autre tablette trouvée à Beauvais en 1767, en regrettant qu'elles n'aient pas été prises avec plus de soin ; mais nous tâchons de ne rien oublier de ce qui a rapport à ces monuments.

» SE*cundi* PO*llionis* CALENI DIALEPIDOS AD VETERES CICATRICES.

» SE. PO. CALENIAMIE STACTUM OBOBALS*amatum* AD CI*catrices*.

» RNES AD SEDATAS LIP*pitudines*. »

En considérant que Grivaud lui-même déclare les empreintes de ces inscriptions « *bien imparfaites et prises avec peu de soin*, » il y aura plus que probablement lieu à lire, pour « SE*cundi* PO*llionis* CALENI, »

SE*xti* PO*llennii* SOLEMNIS, et à reconnaître dans le propriétaire de cette pierre notre *Sextus Pollennius*. D'après ce que nous avons dit, Sextus, comme Marcellinus (n° 64, p. 15), aurait été un chirurgien militaire, qui suivait les légions romaines dans les stations de la Gaule, et s'occupait spécialement du traitement de l'ophthalmie granulaire ou militaire parmi les soldats de l'armée romaine et les habitants des localités circonvoisines, en se servant, selon les circonstances, la mode et la vogue, tantôt d'un collyre, tantôt d'un autre.

Voici comment je propose de lire les inscriptions ci-dessus rapportées de la pierre de Beauvais :

SE*xti* PO*llennii* SOLEMNIS DIALEPIDOS AD VETERES CICATRICES.

SE*xti* PO*llennii* SOLEMNIS STACTVM OPOBALSAMATVM AD CI*catrices*.

*Diasmy*RNES AD SCA*brities* ET LIP*pitvdines*.

Les noms de ces collyres ont tous été expliqués dans les pages de ce recueil (n°s 91, 3, p. 12 ; 69, 1, 2, p. 23, 24 ; 67, 2, p. 29).

Dans les mots CALENI AMIE on ne peut méconnaître le surnom SOLEMNIS, mal transcrit; Grivaud, peu versé dans les auteurs anciens qui se sont occupés des maladies des yeux et de leur traitement, « propose de lire sur la seconde inscription : *Amellium stactum opobalsamatum*, qui serait un baume distillé de fleurs de camomille, *Amella;* » mais ni sur les cachets d'oculistes, ni dans les écrits des anciens, on ne trouve jamais un autre nom de médicament avant les mots *stactum opobalsamatum*, dans lesquels la désignation du moyen à employer est complète. Il s'agit ici du baume de l'Arabie, comme on dit d'ordinaire, c'est-à-dire de notre baume de la Mecque d'aujourd'hui, ou plutôt du baume de Judée, d'après Pline (voyez n° 69, p. 23), le seul qui, du temps de cet auteur, se débitait à Rome. Dioscoride aussi (*mat. med.* I, 18) dit, que la Judée et l'Égypte seules produisent le baume ou opobalsame. Toutefois Galien, qui exerçait à Rome environ un siècle après le Naturaliste, et qui cite souvent Dioscoride, parle de l'opobalsame de Syrie (τοῦ Συριακοῦ ὀποβαλσάμου, *Comp. sec. loc.* IV, 6, K. XII, 729, l. 1). Le temps me manque pour approfondir davantage cette question, qui d'ailleurs n'a qu'une importance très secondaire pour mon sujet actuel.

Dans la dernière ligne, la leçon : *ad* SEDATAS *lippitudines*, est encore, selon moi, une transcription erronée. Le mot *sedatas* est sans doute le résultat d'une abréviation mal complétée, et doit se lire SCABRITIES ET. On lit chez Tôchon, n°s 19, 3, p. 68 : ED [*ad*] SCABRITIAS OMNES ; n°s 23, 2, p. 69 : AD SCABRIT*ies* ET CLAR*itatem* ; n°s 125, 2, p. 70 : AD CICATRIC*es* ET SCABRIT*ies* ; n°s 27, 1, p. 70 : AD SCABRITIEM ET CLARIT*atem*.

C'est ici le lieu de compléter ce que j'ai dit sur la composition du collyre *chelidonium* (n° 91, 1, p. 10), dans laquelle il n'entrait pas toujours du suc de chélidoine. D'après Galien (*comp. sec. loc.* IV, 8, Kühn XII, 783), il se composait de cadmie, antimoine (*stibium*), misy, poivre, noir de cordonnier (*chalcanthum*, vitriol bleu), opium, opobalsame et gomme. Le nom de ce collyre ainsi composé devait donc seulement indiquer qu'il était un moyen aussi sûr pour guérir les maladies oculaires, que le suc de la plante pour rétablir les yeux crevés des petits de l'hirondelle, ou pour leur fortifier la vue. Selon Elien (*de natura animalium*, III, 25), d'ailleurs, cette plante, malgré toutes les recherches, était restée inconnue aux hommes. D'autres auteurs, cependant, citent la plante *chelidonium*, sans la désigner d'une manière plus particulière, et en lui attribuant des vertus spéciales comme médicament oculaire. Marcel l'Empirique, par exemple, dit : « *Chelidonia herba in hirundinum stercore nascitur, quae oculis plurimum suffragatur* » (c. VIII, *ed. Cornar*, p. 57) ; « *herbae chelidoniae succus.... oculis.... mire proderit* » (p. 62). Enfin, il fait entrer dans un collyre liquide « *chelidoniae herbae succum* »

8

(p. 72). L'histoire de la plante *chelidonium* pourra être complétée par des recherches dans Théophraste, Dioscoride, etc. La réputation antique de la chélidoine est loin d'être complétement éteinte : conservée par les auteurs du moyen âge, elle a traversé les siècles, et vit encore dans la médecine populaire. Il y a plusieurs années, j'ai eu à traiter un paysan qui, atteint d'une légère conjonctivite, s'était instillé dans l'œil, d'après le conseil de quelque commère, le suc irritant de chélidoine, par lequel la maladie, primitivement insignifiante, avait été transformée en une ophthalmie des plus violentes.

N° 92. *Lapis Vesontinus tertius.* — Troisième pierre de Besançon.

Cette pierre, que j'ai acquise en avril 1866, a été trouvée à Besançon dans des fouilles. C'est une serpentine verte carrée, de 49 millim. sur 54, épaisse de 8 à 10 millim. et taillée en biseau près du bord de ses deux faces. Par ses dimensions, sa forme, la bonne conservation et la correction de ses inscriptions, ainsi que par la régularité, la grandeur et la beauté des caractères de celles-ci, elle est un des plus beaux de ces petits monuments épigraphiques. Les inscriptions sont placées entre des lignes tracées à la pointe et à la règle. Chacune des tranches offre un autre collyre, avec le nom du propriétaire et celui de la maladie oculaire qu'il est destiné à combattre ; cette dernière indication n'est restée incomplète, par manque de place, que dans la troisième inscription.

Sur ses plats, la pierre porte des lettres majuscules mal faites, non renversées, qui, sur l'une des faces, forment les mots . LIDOCILAE, sans doute, une marque distinctive qu'un des propriétaires a voulu faire à ce cachet.

Dans le mot AVTHEMER de la première inscription, les lettres ME sont réunies.

Ce cachet est un de ceux sur lesquels on remarque la particularité signalée par M. Aymard (n° 91, 3, p. 99) :

si l'on regarde la pierre par ses tranches, en la tournant de gauche à droite, après l'avoir placée de manière à pouvoir en déchiffrer l'inscription 1, les autres inscriptions occupent également leur position droite et peuvent être lues, à l'exception de l'inscription 3, qui se trouve renversée, et qu'il faut retourner si l'on veut l'épeler. C'était peut-être celle dont l'oculiste faisait le plus souvent usage, et qu'il voulait rendre reconnaissable par ce moyen, à moins qu'il ne s'agît tout simplement d'une erreur du graveur.

Il n'y a des points qu'après les abréviations, et régulièrement au milieu de la hauteur des lettres.

M. Allmer, dans sa lettre citée (p. 92), m'a envoyé une copie de cette pierre, qu'il avait vue à Lyon, au commencement de cette année, chez un marchand d'antiquités, au dire duquel elle avait été trouvée à Vaucluse.

1. L·I·DOCILAE PENICIL
LVMAVTHEMEREXO

2. L·I·DOCILAE·DIACINNA
BAREOSADCLAR·OCVL

3. L·I·DOCILAECROCO
DESDIAMYSEOSAD

4. L·I·DOCIL·AMBROSIVM
OPOBALSAM·ADCLAITR

1. *Lucii Iulii* DOCILAE PENICILLVM AVTHEMER*um* EX OV*o*. — *Pinceau* ou *plumasseau de charpie de Lucius Julius Docilà, à employer dans du blanc d'œuf, le jour même de l'invasion de l'ophthalmie.*

Le second L de PENICILLUM, enlevé par l'usure de l'angle voisin, n'est plus représenté que par un point. Le mot ov*o* est écrit par un o, dans lequel un v beaucoup plus petit est inscrit.

Nous faisons connaissance ici avec un oculiste non encore nommé sur aucun cachet : *Lucius Julius*, ainsi probablement un affranchi de la famille Julienne, avec le surnom de *Docila*, qui ne se trouve pas chez Gruter ni Orelli; c'est peut-être le nom que Lucius avait porté dans sa patrie.

Le *penicillum* a déjà été expliqué (n° 64, p. 16 et n° 71, 4, p. 50). Aux passages cités, on peut encore ajouter le suivant de Celse (VI, c. 6, 2) : « penicillo potissimum uti expresso, si levior impetus est, ex aqua. »

Voici, avec quelques modifications, ce que j'ai dit, en 1845, sur le mot *authemerum*, *collyre du même jour*, ou *du jour même* (*cinq cachets*, p. 14, 15) :

Galien (*comp. med. sec. loc.*, IV, 8, ed. K. XII, p. 755) nous fait connaître la formule d'un « Skylakion, médicament *authemeron*, qui a la vertu de résoudre instantanément (παραχρῆμα) les phlegmasies. » Les anciens, comme nous l'apprend Galien (*comp. med. sec. loc.* l. IV, c. 3, Kühn XII, p. 713), dans un passage reproduit par Aëtius (Tetrab. 2, serm. 3, c. 101, ed. Cornar. p. 419), avaient des collyres auxquels ils attribuaient la faculté de guérir les ophthalmies dans l'espace d'un seul jour, et que, pour cette raison, ils appelaient μονοήμερα, *monohemera* (c'est ainsi que lisent Kühn, dans le passage cité, et Fuchs, dans sa traduction de Nicolaus Myrepsus, XXIV, 6, p. 467), ou, comme il faut écrire avec les manuscrits grecs (μονήμερα), et comme dit Marcellus Empiricus (c. 8, p. 54), *monemera*, collyres d'un seul jour, c'est-à-dire qu'on n'emploie qu'un jour. *Authemeron*, αὐθήμερον, « collyre du même jour, qu'on emploie le jour même de l'invasion, » est à peu près synonyme de ce dernier mot. Il se trouve sur plusieurs pierres, n° 51, 1 (Sichel, *cinq cachets*, p. 13) : T. C. PHILUMENI AVTHEMERVM AD IM*petum* ; n° 36, 3 (*ibid.*, p. 21): P. CAEMI PATERNI AVTHEMER*um* LEN*e* EX *ovo* ACR*e* EX AQua. Au sujet de cette dernière inscription (déjà rapportée en entier et discutée ci-dessus p. 43), Grivaud de la Vincelle et Tôchon (n° 28) se sont trompés en lisant et publiant *anthemerum*.

2. L*ucii* I*ulii* DOCILAE DIACINNABAREOS AD CLAR*itatem* OCUL*orum*. — *Collyre de cinabre de L. J. Docila, pour la clarté des yeux.*

L'A et l'L, qui terminent les deux lignes, sont de près de moitié plus petits que les autres lettres, l'espace trop restreint n'ayant pas permis de les faire de même grandeur. L'L, par l'usure de l'angle voisin, est converti en un I.

Un collyre *diacinnabareos* n'est nommé dans aucun des auteurs anciens, ni sur aucun des cachets d'oculiste. C'est une fantaisie de Docila, qui lui a fait donner un nouveau nom grec au collyre *cinnabarium* de Galien, auteur qui nous en a légué deux formules différentes (*comp. med. sec. loc.* IV, 8, K. XII, 786), dont il attribue la première à « Stolus, oculiste britannique distingué (κιννναβάριον ἀξίου ὀφθαλμικοῦ Στόλου Βρεττανικοῦ). » On voit que les oculistes ne se faisaient pas faute d'innover pour les noms des topiques qu'ils débitaient, mais sans sortir du cercle des médicaments consacrés par les autorités compétentes.

3. J. DOCILAE CROCODES DIAMYSEOS AD *cicatrices*. — *Collyre safrané de misy de L. J. Docila, contre les cicatrices de la cornée.*

L'Y de *diamyseos* a la forme déjà signalée plusieurs fois (nos 75, 1, p. 74 ; 85, 4, p. 87 ; 23, 2, p. 68). L'oculiste ou le graveur l'a transporté de la dernière syllabe de *misy* à l'avant-dernière. Pour ce collyre et son emploi, voyez no 91, 4, p. 14, et no 66, 1, p. 26.

Remarquons que le graveur, au lieu d'abréger les mots, a supprimé, par manque de place, l'importante indication de l'action du collyre, qui en suit d'ordinaire le nom.

4. L. I. DOCILAE AMBROSIVM OPOBALSAM*atum* AD CLARI-T*atem*. — *Collyre ambrosium opobalsamé de L. J. Docila, pour la clarté de la vue.*

Le dernier mot de cette inscription est écrit CLAITR, avec un A sans barre, un I deux fois aussi haut que les autres lettres, muni, au milieu de sa hauteur, d'une barre transversale qui représente le T, et un R à peine reconnaissable, l'angle voisin étant un peu écorné ; CLAITR*atem* ou CLAIT*atem* pour CLARIT*atem* ! On voit encore ici, combien les graveurs se trompaient pour les mots les plus simples et les plus faciles, et qu'il est presque impossible d'être trop téméraire dans les restitutions et les conjectures qu'exige la correction de leurs fautes.

Quant aux collyres nommés dans cette inscription, voyez les nos 54, 1, p. 40, 69, 1, 2, p. 22-24.

A l'appui de l'idée déjà plusieurs fois émise par mot (no 91, p. 9; no 54, p. 40), et de nouveau ici pour Docila : que les médecins et les oculistes romains étaient pour la plupart des affranchis (*liberti*), je place ci-dessous quelques fragments de deux épitaphes conservées par Gruter (*Corpus Inscriptionum*, 581, 1 et 7) :

1. CHREST*ae*. CONSERVAE
ET CONIVGI
CELADVS. ANTINOVS
DRVSI. MEDICVS
CHIRVRG

2. TITO FL*avio* PAEDEROTI
AVG*vsti* LIB*erto* ALCINIANO
SUPERPOSITO MEDICORVM

Ajoutons quelques autres inscriptions tumulaires, où les oculistes sont plus spécialement nommés.

La première, d'abord publiée par Donius (*Inscriptiones*, VIII, 60), puis reproduite par Muratori (964, 4) et Walch (*Antiquitat. med.*, p. 95, 3), servira plus particulièrement à commenter et à corroborer plusieurs de nos assertions :

3. MARIA. ɔ*aiae* L*iberta* HILARA. SIBI. ET
PVBLIO COLIO (1). P*vblii* L*iberto* PHILOGENI. MEDICO
OCVLARIO. VIRO. SVO.

On voit ici, conformément à ce que j'ai dit (nos 91, p. 9, 54, p. 40, etc.), que l'oculiste, affranchi de *Publius Colius* ou *Coelius*, a pris le prénom et le nom de famille de celui-ci, en y ajoutant, comme surnom, l'épithète grecque significative ou de fantaisie, *Philogenes* (l'ami de la famille), qui avait été son nom d'esclave ; de même que

(1) Gudius lit : COELIO.

sa femme, affranchie de *Caia Colia* (l'épouse de Publius Colius), avait gardé son nom d'esclave (1) *Hilara* (la gaie, l'enjouée). Dans l'épitaphe 1, au contraire, *Celadus Antinous*, encore esclave (*servus*), ne porte que deux noms grecs de fantaisie, sans prénom ni nom de famille romains ; sa « femme et compagne de servitude » n'a également qu'un nom significatif grec (*Chresta*, l'utile, l'honnête).

L'inscription tumulaire suivante (Gruter 416,8) est tout à fait conforme à la précédente, et se prête aux mêmes conclusions.

4. Q*uintvs* COLIVS Q*uinti* L*ibertus* NICOMEDES

MEDICVS OCVLARIVS.

Dans la cinquième (Walch *loc. cit.* p. 96, 5), nous lisons un surnom latin facile à motiver.

5. Q*vintvs* CLODIVS Q*vinti* L*ibertvs* NIGER

MEDICVS OCVLARIVS.

La sixième (Gruter 634, 2) nous fournit un surnom de fantaisie, probablement puisé dans la célèbre Eglogue II de Virgile (*v.* 57, *Nec si muneribus certes concedet Iollas*).

6. CN*eivs* HELVIVS CN*eii* L*ibertvs*

IOLLA

MEDICVS. OCVLARIVS.

Un plus grand nombre d'inscriptions semblables se trouvent dans les collections épigraphiques et chez Walch (*loc. cit.* p. 95 et suivantes) ; elles seront reproduites et discutées dans ma monographie.

N° 9. *Lapis Vesontinus primus.* — Première pierre de Besançon.

A côté de la troisième pierre de Besançon (voyez plus loin, p. 114 et 115, la quatrième et la cinquième), on me

(1) Je serais étonné si quelque auteur n'avait appelé ce genre de noms *nomen servile*. Parmi les noms significatifs d'esclaves s'en trouvent beaucoup qui sont puisés dans leur patrie, tels que *Davus* (*Dacus*), *Geta*, *Syrus*, *etc.*

permettra de placer ici l'unique inscription de la première pierre de la même ville, inscription qui, bien qu'elle ne soit pas inédite, offre un intérêt particulier.

G.SAT·SABINIA
NI·DIACHERALE.

Publiée d'abord par F.-I. Dunod (*Histoire des Sequanois*, etc., tome I, Dijon, 1735, in-4°, p. 204), puis reproduite par Muratori, Walch (*Antiquitates medicae selectae*, Jenae, 1772, in-8°, p. 77, X), Saxe et Tôchon (p. 63, n° 9), cette pierre n'a pas encore trouvé son explication. En vain a-t-on cherché dans des étymologies grecques et même arabes le sens caché du mot *diacherale* : il est resté une énigme, dont la solution cependant se trouve chez Galien, si l'on admet ici une de ces erreurs de graveur, dont nous avons suffisamment appris à connaître la fréquence et l'énormité.

Ce que les commentateurs ont trouvé de plus plausible, c'est de lire le nom du collyre *diachera*, de le faire dériver de χήρ, *hérisson*, et de l'expliquer : pommade ou remède contenant des cendres de hérisson. Or aucun auteur de l'antiquité ne parle d'un collyre ou d'un onguent ainsi composé. En revanche, Galien (*comp. sec. loc.* IV, 8, Kühn t. XII, p. 762, 763) nous fait connaître un collyre *de corne de cerf* (τὸ διὰ τοῦ ἐλαφείου κέρατος, ou δι' ἐλάφου κέρατος), en abrégé : *de corne, diakeratos* (Nic. Myrepsus, XXIV, 56), ou, avec l'orthographe latine, DIACERATOS, nom corrompu en DIACHERALE, par le graveur.

Walch, d'après Muratori, et suivi par Tôchon, écrit le nom de famille STAT, *Statius*; mais le fac simile de Dunod, que je reproduirai dans ma monographie, porte en lettres très nettement tracées : SAT, c'est-à-dire SAT*rius* ou SAT*urninus*, deux noms de famille romains également fréquents. Je lis donc : G*aii* SAT*rii* SABINIANI DIACERA*tos* LE*ne*, *collyre doux de corne* (de cerf), *de Cajus Satrius Sabinianus*.

N° 39. *Lapis Baiocassensis.* — Pierre de Bayeux. (F. Rever, *Ruines de Lillebonne*, Evreux, 1821, ou plutôt 1824, in-8°, appendice, pp. 40 et 53, pl. 4, fig. 4. — E. Johanneau, *Lettre à M. Bottin, sur deux inscriptions...*, Paris, 1825, in-8°; et dans : Bottin, *Mélanges d'Archéologie*, Paris, 1831, in-8°, p. 110.)

Le collyre *diaceratos* figure une seconde fois, sous un autre déguisement, dans l'une des inscriptions de la pierre n° 39, dont, par cette raison, il sera utile de donner ici une courte description.

Voici les dimensions et la disposition de ses inscriptions, d'après la figure de Rever :

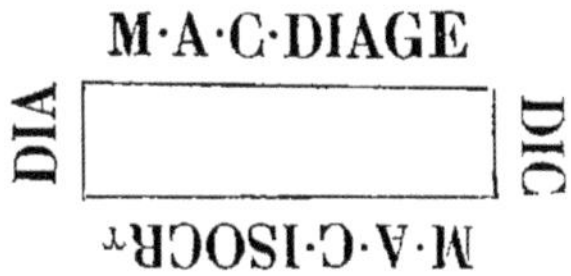

Rever (p. 53) lit :

« DI*a*AGE*raton* DIC*tamnos*

YSO-CRY*non* *i*DIA pour *i*DÆA.

Spécifiques utiles aux femmes en couche. »

Johanneau (p. 16) lit :

« M. A. C. DIAGEDIC.

M. A. C. ISOCRY DIA.

Le collyre *diagedicum* m'est tout à fait inconnu (p. 18). — *Isochryson dia* (*calamynthes*, etc., p. 17.) »

Je n'hésite pas à rétablir ainsi les leçons :

1. M. A. C. DIACE*ratos*. — *Collyre de corne* (de cerf) de M. A. C.

2. DIC*entetvm*. — *Collyre deux fois piquant* (voyez n° 88,2, p. 33).

3. M. A. C. ISOC*h*RY*son*. — *Collyre égal à l'or* ou *précieux comme l'or*. Voyez n° 54, 1 p. 41. Ce collyre est nommé sur plusieurs pierres sigillaires d'oculistes (Tôchon 5, 23).

4. DIA*lepidos*, ou tout autre collyre composé avec *dia*. Nous avons déjà vu le mot *dia*, comme nom inachevé d'un collyre, nº 71, 2, p. 49. Ici l'étroitesse des deux tranches latérales de la pierre rend parfaitement compte du motif des abréviations.

Les explications de Rever et de Johanneau montrent une fois de plus, combien les archéologues les plus instruits peuvent se laisser entraîner à des interprétations arbitraires et erronées d'inscriptions relatives à l'histoire de la médecine, quand ils négligent d'étudier à fond les auteurs médicaux anciens, base indispensable pour ce genre de recherches.

Nº 94. *Lapis Epomanduodorensis quartus.* — Quatrième pierre de Mandeure.

J'en suis redevable à M. Wetzel, qui a eu la bonté de me la faire connaître le 4 mai 1866.

« Je crois vous être agréable, en venant vous signaler un nouveau cachet d'oculiste, trouvé récemment à Mandeure. (C'est le quatrième.) En voici la description : Pierre grise, tirant sur le brun ; longueur 0,038, largeur 0,035, épaisseur environ 0,010. Inscriptions sur trois tranches ; celle de la troisième est inachevée. La quatrième tranche est entièrement nue, sauf deux lignes tracées légèrement à la pointe, pour servir de guide au graveur (1).

» 1. MVRBICISANCTI
COENONADRLIGI

2. MVRBICISANCT·ST
ACTVMADCLARIT

3. MVRBICISANC
TICY

» Le mot COENON de la première tranche est traversé par une rayure accidentelle profonde, mais qui laisse cependant lire le mot. La lettre qui suit le sigle AD [le D uni à

(1) Il s'agit ici d'une inscription projetée, mais non exécutée, comme on en voit sur d'autres pierres (Voyez p. 117, 7º).

SICHEL.

l'A] est incontestablement un R. Je crois qu'il y a, dans cette ligne, une faute du graveur, et qu'il faut, soit substituer CA à R, et lire, M. VRBICI. SANCTI. COENON. AD. CALIGINEM, soit substituer PP à G, et lire M. VRBICI. SANCTI. COENON. AD. RECENTEM LIPPITVDINEM. La deuxième tranche ne présente aucune difficulté, et la troisième est trop incomplète pour qu'on puisse en deviner l'inscription, si ce n'est peut-être lire CYCNARIVM pour le nom du collyre, ce mot se trouvant sur un des cachets de Nimègue.

« Je suis fort surpris de voir trouver à Mandeure quatre cachets avec quatre noms différents. J'ai peine à admettre, dans une ville de second ordre, quatre oculistes à la même époque, car, pour trois au moins, les seuls dont je connaisse *de visu* les cachets, la gravure des lettres de ces cachets annonce qu'ils sont contemporains; d'un autre côté, ce dernier cachet, abandonné avant l'achèvement de sa gravure, me ferait penser, non pas à quatre officines d'oculistes, mais peut-être à un atelier de graveur, et dans ce cas, il ne serait pas déraisonnable d'espérer en rencontrer encore d'autres. »

Pour les considérations de cette dernière phrase, on voudra comparer ce que j'ai dit sur les oculistes et leurs successeurs, etc., aux n°s 69, p. 24, 25, 66. 2 p. 26, et dans la conclusion, p. 116, 2°.

On voit que M. Wetzel a très bien complété les inscriptions de ce cachet. Voici comment je les lis :

1. M*arci* VRBICI SANCTI COENON AD CALIGI*nem*. — *Collyre commun* (n° 1, 4, p. 85, et 85, 2, p. 87) *de Marcus Urbicus Sanctus, contre l'obscurcissement* ou *la faiblesse de la vue* (n° 69, p. 24).

Le TI, ici et dans l'inscription 3, est représenté par une croix, c'est-à-dire par un I traversé au milieu par la barre horizontale du T. R*ligi* est une erreur du graveur, pour CA*ligi*. Le D de AD est uni à l'A.

2. M. VRBICI SANCTI STACTVM AD CLARITATEM. — *Col-*

lyre de M. V. S., à instiller pour éclaircir la vue (n° 69, 1, 2, p. 23).

Remarquons encore ici le ST placé à la fin de la première ligne (laquelle, dans les inscriptions 1 et 3, ne contient que le nom propre), tandis que ACTVM, en toutes lettres, est rejeté dans la seconde ligne, conformément à notre remarque (n° 69, 2, p. 24). Ne dirait-on pas que le graveur a pris les lettres ST pour une partie intégrante du nom de l'oculiste, et ACTUM pour le mot latin *actum, fait?*

3. M. VRBICI SANCTI CY*cnarivm*. — *Collyre cycnarium de M. V. S.*

Le collyre CYCNARIUM, *cygne, petit cygne*, est un de ceux qui, selon les paroles de Galien (*comp. sec. loc.* IV, 1, Kühn, XII, p. 708), « à cause de leur couleur blanche, comme celle des cygnes (ὡς οἱ κύκνοι), sont appelés *cygnes* (κύκνοι), et dans lesquels l'amidon, la terre de Samos et la céruse de Rhodes prédominent. » Le collyre *cycnarium* (κυκνάριον), avec le *diacrocon* ou *crocodes* (n° 65, 2, p. 18) et d'autres semblables, est recommandé, par Paul d'Égine (III, c. 22, ed. Basil. p. 73, l. 50), contre les psorophthalmies ou conjonctivites palpébrales (n° 68, 3, p, 30). Il figure sur la pierre de Nimègue (n° 1 de Tôchon) : M. VLPI HERACLETIS CYCNARIVM AD IMP*etvm*, et, avec une abréviation moins tronquée qu'ici, sur le n° 60 (Pierre d'Amiens, Dufour, p. 6) : MARCELLIN*i* CYCN.

N° 95. *Lapis Vesontinus quartus.* — Quatrième Pierre de Besançon.

Cette pierre, une serpentine verte, trouvée à Besançon, est la plus petite de toutes celles qu'on connaît jusqu'ici. Longue de 22, large de 9 et épaisse d'à peine 3 millim., elle porte, sur trois de ses tranches, des inscriptions en lettres régulières et très bien gravées. Je l'ai acquise très récemment.

1. ENTIMI· S·S·S· 2. LEN 3. ACR

La tranche la plus grande porte l'inscription 1, les deux

tranches contiguës les plus courtes les inscriptions 2 et 3. Il s'agit encore ici d'un surnom significatif grec, sans doute d'un esclave ou d'un affranchi, ENTIMUS (ἔντιμος, *précieux*), débitant un collyre ou un médicament quelconque, qui pouvait être employé soit comme moyen doux, LENe, soit comme moyen âcre ou mordant, ACRe. (Voyez nos 54, p. 43; 74, 2, p. 60). Mais j'avoue franchement qu'aucune des pierres sigillaires jusqu'ici connues, ni aucun passage des médecins anciens, ne me fournit une explication tant soit peu plausible des lettres S·S·S· Entimus trouvait-il trop usée et trop vulgaire la vente des collyres connus, et préférait-il indiquer un s*ecretiss*i*mum* ou s*ecuriss*i*mum*? Je ne sais, et j'avoue franchement mon ignorance.

La disposition particulière des inscriptions, entièrement différente de toutes les autres pierres, confirme de nouveau ce que j'ai dit ci-dessus (no 54, 4, p. 48), dans un passage rédigé depuis près de vingt ans, sur l'absence de règle fixe dans la manière d'après laquelle les oculistes romains disposaient les inscriptions de leurs cachets, en ne consultant que leur commodité et leur fantaisie. Il en est de même pour la forme qu'ils donnaient à leurs pierres sigillaires. Nous en verrons un nouvel exemple dans le cachet suivant.

96. (1) *Lapis Vesontinus quintus.* — Cinquième pierre de Besançon.

Elle a été trouvée, avec la précédente, à Besançon et acquise par moi en même temps qu'elle. C'est une serpentine d'un vert pâle, n'offrant une teinte grisâtre, semblable à celle d'un schiste ardoisier, que sur une de ses faces qui semble avoir été polie récemment, et dont l'un des angles, superficiellement cassé, permet de reconnaître une structure un peu feuilletée. La forme est celle d'un triangle

(1) Cette pierre est, en réalité, la cent-deuxième. Voyez ce que j'ai dit page 3, en bas, et page 4, en haut.

irrégulier, tronqué aux deux angles de sa base, qui seule présente une inscription sur sa tranche, longue de 4 cent. et épaisse de 5 1/2 millim. Les autres tranches sont un peu plus épaisses. Du sommet à la base, la surface triangulaire mesure 21 millim. Les lettres sont très irrégulières et mal faites, le c et l'A étant plus grands et l'I plus petit que les autres lettres.

C. LVC. SABIN.

Je lis *caii* LVC*ilii* SABIN*i*. Le nom de famille *Lucilius* est très-commun sur les monuments épigraphiques romains; mais *Lucius*, prénom qui d'ordinaire est abrégé L., y figure aussi un petit nombre de fois comme nom de famille.

S'agit-il d'un oculiste, ou seulement d'un pharmacopole ou d'un médecin, comme peut-être dans le cachet n° 20 de Tôchon? je ne saurais le dire. En tout cas, ce n'est pas une simple marque de fabrique de poterie ou d'une autre industrie; car les cachets d'oculistes, et peut-être aussi ceux de pharmacopoles et de médecins, dont il n'existe qu'un à deux, étaient seuls gravés sur des pierres douces, presque toujours des serpentines, très rarement des schistes ardoisiers, tandis que les cachets, estampilles ou marques de fabrique de potiers et d'autres professions sont d'ordinaire en métal. Il n'est cependant nullement prouvé que des pierres sigillaires de la nature de celle de Sabinus ne puissent avoir servi à d'autres usages qu'à marquer des médicaments; car pourquoi des particuliers peu fortunés n'auraient-ils pas tâché de posséder un cachet peu coûteux et commode?

CONCLUSION.

En résumé, on peut tirer des pierres sigillaires, décrites dans ce recueil, les conclusions suivantes :

1. Les médecins oculistes romains étaient le plus souvent des affranchis.

2. Ils suivaient d'ordinaire les stations militaires romaines de la Germanie, de la Gaule, du Belgium et de

la Bretagne, stations près desquelles ont été rencontrés, dans les fouilles, les cachets d'oculistes jusqu'ici connus, dont pas un n'a été trouvé d'une manière certaine en Italie.

3. Ces oculistes débitaient eux-mêmes les collyres qu'ils recommandaient contre les maladies des yeux.

4. Leurs cachets, toujours en pierre tendre, le plus souvent de serpentine, étaient de forme plus ou moins quadrangulaire. Il n'en existe, à ma connaissance, qu'un seul (n° 96, p. 115) de forme irrégulièrement triangulaire, et un seul de forme ronde (n° 28, *a*, Simpson p. 248, n° IX).

5. Les tranches de ces pierres portent des inscriptions en lettres gravées à rebours, qui leur donnent le caractère de cachets ou d'estampille.

6. Ces inscriptions indiquent le plus souvent le nom de l'oculiste, la nature du collyre et le mode de son emploi; elles offrent rarement une seule ou deux seulement de ces indications.

7. Ces pierres semblent avoir quelquefois changé de propriétaire, soit par héritage et succession, soit par transaction ou cession de clientèle, comme nous dirions aujourd'hui, soit, enfin, par l'association entre plusieurs oculistes. C'est là ce qui explique la présence, sur quelques-unes de ces pierres sigillaires, de deux noms propres différents, les inscriptions quelquefois effacées, quelquefois, sur l'une des tranches, incomplètes ou seulement indiquées en projet par des lignes tirées.

8. Les expressions de la légende, quant au fond, sont toujours conformes aux usages de l'antiquité médicale et aux données fournies par les auteurs anciens. Quant à la forme, elles subissent plus ou moins l'influence du caprice, du savoir-faire et même du charlatanisme des oculistes; quant à l'orthographe, elles se ressentent de l'ignorance des graveurs, rarement romains et généralement peu familiarisés avec la langue latine, quelquefois, peut-être, aussi du peu d'instruction des oculistes eux-mêmes. Il en

résulte, dans les inscriptions des cachets, des fautes nombreuses et graves, souvent même grossières jusqu'au point de rendre les inscriptions indéchiffrables.

9. Par suite, la critique a libre carrière quant aux émendations et aux restitutions, pourvu que celles-ci suivent d'aussi près que possible les lettres des inscriptions, et qu'elles ne sortent pas du cercle des médicaments et des locutions employés par les médecins de l'antiquité et consacrés par les cachets d'oculistes eux-mêmes.

10. Les collyres des anciens étaient des pommades ou onguents qui, à l'état frais, avaient la consistance d'une pâte molle, qu'on façonnait en bâtonnets ou petits pains, comme nos savons ou nos pâtes pectorales d'aujourd'hui (*fingere collyria*, Scribonius Largus, Marcellus Empiricus).

11. C'est sur l'une des faces de ces bâtonnets en pâte encore molle, que les inscriptions des pierres sigillaires étaient imprimées dans la grande majorité des cas, pour leur servir d'étiquette ou d'estampille.

12. Très exceptionnellement, l'inscription était imprimée, soit sur le haut des collyres coulés dans des boîtes (*pyxis*), soit, comme cachet (*signaculum*, Marcellus Empiricus), sur le dehors de ces boîtes fermées, soit, enfin, dans la pâte encore molle de vases plus volumineux, en terre de poterie, destinés à contenir la provision d'un collyre mou ou liquide (*hygrocollyrium*) que l'oculiste conservait en magasin, pour la débiter plus tard en détail. Nous ne connaissons qu'un seul fragment d'un vase semblable plus volumineux; mais il existe quelques petits vases à collyre portant des inscriptions grecques (par exemple IACONOC ΛΥΚΙΟΝ).

13. Les pierres sigillaires d'oculistes romains, dans leur forme et leur matière ci-dessus indiquées et telles que nous les connaissons aujourd'hui, ne semblent pas remonter au delà du deuxième siècle de l'ère chrétienne, ni descendre au-dessous du troisième, à en juger d'après la

forme des caractères de leurs inscriptions et la nature des médailles romaines trouvées, simultanément avec ces pierres, dans les mêmes localités et dans les mêmes fouilles. Pourtant la question de l'âge de ces monuments n'a pas encore de solution générale définitive et précise.

14. Toutefois les anciens, Galien, par exemple, connaissaient déjà des cachets d'oculistes dont la forme et la matière cependant nous sont restées inconnues.

15. L'analyse chimique a confirmé une partie de ce que nous savions déjà sur quelques-uns des ingrédients minéraux des collyres des anciens. Pour avoir une valeur réelle, elle devra, quand l'occasion s'en présentera, être faite, non en bloc, sur l'ensemble des bâtonnets ou pains de collyre qu'on trouvera dans une même fouille, mais isolément sur chaque espèce de collyre, c'est-à-dire sur les bâtonnets et leurs fragments triés et classés d'après la teneur des inscriptions qu'ils portent.

A tous ceux qui connaissent ou possèdent des pierres sigillaires d'oculistes non citées ici, je serais fort obligé s'ils voulaient bien m'en communiquer des empreintes, des croquis, des descriptions et des mesures exactes, en y ajoutant l'indication du nom ancien et moderne de la localité où ces monuments auront été trouvés. Ils m'aideront ainsi à continuer mes recherches sur ce sujet, également intéressant pour l'archéologie et l'histoire de la médecine, et à en publier, si Dieu me prête vie, une monographie aussi complète que possible, dans laquelle je comprendrai aussi les vases à collyre portant des inscriptions grecques et, entre autres, le célèbre petit vase de Tarente, marqué des mots ΙΑϹΟΝΟϹ ΛΥΚΙΟΝ, que Tôchon a décrit autrefois, et qui m'appartient aujourd'hui.

Paris, 24 décembre 1866, Chaussée-d'Antin, 50.

www.ingramcontent.com/pod-product-compliance
Ingram Content Group UK Ltd.
Pitfield, Milton Keynes, MK11 3LW, UK
UKHW020154200726
13856UKWH00003B/983

9 782011 929013